AF453708

MÉTÉOROLOGIE

APPLIQUÉE

A LA MÉDECINE

ET

A L'AGRICULTURE,

OUVRAGE qui a remporté le prix au jugement de l'Académie Impériale & Royale des Sciences & Belles-Lettres de Bruxelles, le 12 octobre 1778,

SUR LE SUJET PROPOSÉ EN CES TERMES :

» *Décrire la température la plus ordinaire des saisons*
» *aux Pays-Bas, & en indiquer les influences, tant*
» *sur l'économie animale que végétale ; marquer les suites*
» *fâcheuses que peuvent avoir des changemens notables*
» *dans cette température, avec les moyens d'y obvier.*

Par M. RETZ, Docteur en Médecine à Arras.

On y a joint le Traité du NOUVEL HYGROMETRE COMPARABLE du même Auteur, qui n'avoit pas encore été publié, avec figures.

A PARIS,

Chez MÉQUIGNON l'aîné, Libraire, rue des Cordeliers, près des Ecoles de Chirurgie.

M. DCC. LXXXIV.

TENTANDUM autem num principia extra rerum naturam posita sint, supposita merè, ad nutum efficta & naturæ phenomenis aut effectibus adaptata ex arbitrio, num verò ex ipso naturæ gremio emersa & ex ipsius proprietatibus ultrò manantia conspicienda se prodant ; illa sunt blandientis sibi phantasiæ fœtus, sunt hæc monstrantis & explicantis se naturæ opera ; illa philosophi mentem exercent, formant hæc medentis, aratoris, civis præstantis ingenium.

HECQUET.

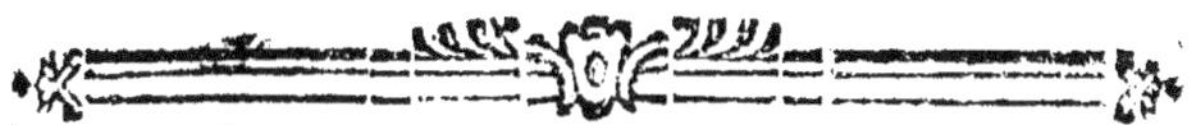

A MONSIEUR,

MONSIEUR POISSONNIER,

Conseiller d'Etat, Médecin-Consultant du Roi, Inspecteur & Directeur-Général de la Médecine, la Chirurgie & la Pharmacie dans les Ports & les Colonies, Membre de l'Académie Royale des Sciences de Paris, de celles de Londres, Madrid, Saint-Pétersbourg, Stockholm, Brest & Dijon, & de la Société Royale de Médecine, Doyen des Professeurs Royaux, Censeur Royal, & Docteur-Régent de la Faculté de Médecine en l'Université de Paris.

Monsieur,

Cet Ouvrage a pour but de répandre un nouveau jour sur plusieurs points impor-
tants de la Médecine relative au Gens de

mer; je dois naturellement en faire hommage à celui qui est chargé de leur conservation.

C'est aux témoignages de la vive satisfaction de tous ceux qui s'intéressent à cette partie essentielle de l'Administration, & qui rendent justice aux lumieres & au zele, avec lesquels vous la dirigez, que j'ajoute ces marques publiques du respect avec lequel je suis,

MONSIEUR,

Votre très-humble
& très-obeïssant
serviteur, RETZ.

MÉTÉOROLOGIE
APPLIQUÉE
A LA MÉDECINE.

PREMIERE PARTIE.

Quelle est la température la plus ordinaire des saisons aux Pays-Bas ?

PRÉLIMINAIRES.

I. 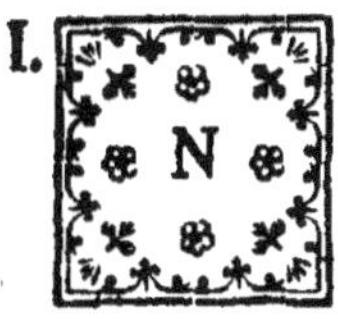OS corps sont plus sensibles que toute autre substance à la température des saisons ; cependant l'état de chaque température seroit tout-à-fait inconnu, si les Observateurs qui se sont appliqués à les décrire, s'en étoient rapportés à leurs sensations pour établir un jugement. Le vent, la pluie, les vapeurs répandues dans

A iij

l'air, l'obfcurciſſement du Soleil, l'expofition des lieux, la difpoſition des fujets,
font autant de circonſtances qu'il faudroit
regarder comme des caufes d'erreur, dans
la defcription d'une température qui ne feroit fondée que fur le témoignage des fens.

I I. C'eſt pourquoi les Phyſiciens ont
eu recours à des inſtrumens ; & la premiere conféquence que l'on a tirée de
l'obſervation des inſtrumens, c'eſt la différence du jugement que l'on doit porter de
la température d'un climat marquée par
leurs indications, avec fa température apparente, exprimée par la fenſibilité des
obſervateurs. En effet le Baromêtre a
prouvé, au grand étonnement de tout le
monde, que l'air chargé de vapeurs, dans
lequel la refpiration eſt gênée, la tête
pefante, l'ouie obfcure, la vue bornée,
eſt cependant plus léger que l'air pur,
qui rend le ciel ferein, & dans lequel la
refpiration eſt facile, la tête libre, l'oreille
délicate & les yeux perçans. On a auſſi
reconnu par l'ufage du Thermomêtre, que
les chaleurs qui paroiſſent exceſſives entre
les tropiques, ne font pas plus grandes que

celles qu'on éprouve communément dans le climat de Paris, & qu'aux environs de la mer où l'on se persuadoit que l'hyver est plus froid que par-tout ailleurs dans le même climat, cette saison est au contraire moins froide que dans les endroits plus éloignés des côtes.

I I I. Ce n'est point ici le lieu de parler des causes de cette discordance entre les indications des instrumens de Météorologie & nos sensations; il me suffit de conclure que pour établir une base à la description de la température des Pays-Bas, c'est au langage des observations météorologiques qu'il faut prêter attention, & non pas au sentiment de la nation.

I V. Mais il ne suffit pas, pour déterminer la température d'un climat qui occupe quelqu'étendue, d'avoir des observations faites dans un seul endroit de ce climat; ceci est essentiel à observer par rapport aux Pays-Bas dans plusieurs endroits desquels la température est différente : le principal objet à considérer dans la différence de la température de divers endroits des Pays-Bas, c'eſt le voiſinage de la mer qui ſe trouve à pluſieurs de leurs confins; du reſte on n'obſerve preſque d'autres différences dans les obſervations météorologiques faites en différens endroits de ces pays, que celles qui ſont l'effet de leur plus grand ou de leur moindre éloignement de l'équateur, & de leur élévation ou de leur abaiſſement particulier relativement au niveau de la mer; de ſorte que tant par rapport aux différens voiſinages des Pays-Bas, que par rapport aux latitudes de chaque endroit, la deſcription de leur température, qui ſeroit fondée ſur les obſervations faites dans un ſeul endroit, cet endroit fut-il le centre du pays, ſeroit néceſſairement fautive.

V. La méthode qui m'a paru la plus ſûre & celle que j'ai employée, eſt de faire ſervir les obſervations météorologiques faites en différens endroits de la circonférence des Pays-Bas, & de les combiner enſuite pour en tirer des réſultats applicables par une réduction moyenne à chacun des endroits de tout le climat.

Situation des Pays-Bas.

V I. Les Pays-Bas ſont ſitués entre la

France, l'Allemagne & la mer du Nord ;
fans confidérer les révolutions qui ont
fait changer de domination à quelques
parties de leur tout qui compofoient autrefois les dix-fept provinces, leur étendue
comprend un efpace d'environ foixante-
dix lieues de longueur, fur cinquante de
largeur, qui commence, du côté de la
France, à la Picardie, & eft borné, au
Sud Sud-Oueft, par cette province, au *Nord*
& au *Nord-Oueft*, par la mer, au *Sud-Eft*,
par les Electorats de Cologne & de Treves,
& qui eft terminé, à l'*Eft*, par l'Allemagne, & au *Nord-Eft*, par les Pays-Bas
Hollandois qui comprennent la Frife &
la Seigneurie de Groeningue. Quoique
ce dernier climat faffe partie des Pro-
vinces-Unies, je n'ai pu le comprendre
dans l'étendue de pays dont j'ai à confidérer la température, parce que je n'ai
pu me procurer des obfervations qui y
aient été faites ; on a quelques raifons de
croire que celles que l'on y feroit, fe-
roient, à peu de chofes près, les mêmes
qu'à *Utrecht* ; mais, pour éviter l'erreur,
j'ai mieux aimé n'en pas faire mention ;

de sorte que les limites par lesquelles je viens de marquer l'étendue des Pays-Bas, sont fixées exclusivement, comme on le verra par le plan que je vais tracer.

VII. Les deux villes confidérables des Pays-Bas, les plus éloignées entre elles, sont *Arras* & *Utrecht*, dans la direction du Sud-Ouest au Nord-Est; *Dunkerque* & *la Haye* sont les villes les plus éloignées du centre, du côté du Nord; le climat qui est en oppofition à celui de Dunkerque & la Haye, est celui de la Flandre Germanique, ou des pays conquis de l'Allemagne; le centre des Pays-Bas est à peu près *Bruxelles* : il y a de Paris à la premiere ligne des Pays-Bas, du côté de la France, environ quarante lieues; l'efpace qu'occupent les Pays-Bas à la fuite de cette ligne, est cinquante lieues; ajoutons la moitié du nombre cinquante, vingt-cinq, à quarante, nous aurons foixante-cinq; il y a en effet foixante-fix lieues de Paris à Bruxelles. Cette ville est feulement un peu plus proche de la frontiere que du rivage de la mer du Nord.

VIII. *Dunkerque* & *la Haye*, en ce qu'elles touchent à la mer, font deux pla-

ces effentielles pour l'obfervation météoro-
logique des Pays-Bas, parce que la conftitution de leur climat eft oppofée à celle
des autres extrêmités du même pays. La
frontiere d'Allemagne qui eft à l'oppofite,
eft fituée dans un climat femblable en tout
à celui de Paris; ainfi j'emploierai les obfervations faites à Paris, comme étant
les plus fûres, pour celles qui ont été faites
fur ces confins. *Arras* & *Utrecht* font les
deux autres endroits extrêmes qui complé-
teront les obfervations : ces quatre endroits
oppofés dans la circonférence des Pays-
Bas, font auffi ceux qui offrent la plus
grande différence pour l'élévation du fol.

IX. En mefurant l'élévation du fol des
endroits des Pays-Bas où fe trouve la plus
grande différence, par la hauteur du Baromêtre, on voit que le fol le plus bas
eft celui de *Dunkerque*, qui eft au niveau
de la mer; le fol de la Flandre Germanique, ou celui que j'ai pris pour équiva-
lent, le fol de *Paris*, eft le plus élevé;
la partie des Pays-Bas qui joint la France,
occupe un fol qui eft à peu près moyen
entre ces deux élévations : la différence

Elévation
du fol des
Pays-Bas.

entre la plus grande & la moindre élévation du fol aux Pays-Bas, eſt marquée par
une variation qui ſe trouve entre les hauteurs moyennes du Baromêtre obſervé en
chaque endroit, de trois lignes & demie ;
or, il eſt reçu qu'une ligne d'abaiſſement
du mercure dans le Baromêtre démontre
douze toiſes & demie d'élévation au lieu
où l'inſtrument eſt le plus bas ; il y a donc
trente-huit ou quarante toiſes de différence entre la plus grande & la moindre élévation du fol des Pays-Bas ; ce qui eſt de
peu de conféquence dans l'obſervation.

Source des Obſervations que j'ai employées.

X. Les obſervations météorologiques
que j'ai employées pour déterminer par
des réſultats la température la plus ordinaire des ſaiſons aux Pays - Bas , méri-
tent une entiere confiance ; celles de Paris
ſont de l'Obſervatoire Royal : elles comprennent plus de ſoixante - dix années
d'obſervations. Celles qui ont été faites
dans les différens endroits de la circonférence des Pays-Bas, ſont beaucoup moins
nombreuſes ; elles paroiſſent donc diffici-
lement comparables aux premieres ; mais
afin de les rendre telles, j'ai ſupprimé ,

dans les observations faites à Paris , les résultats des années pour lesquelles je n'avois point les observations faites dans les Pays-Bas. Les observations faites à Arras, sont de moi pour la plus grande partie ; mais les Journaux de médecine, qui contiennent les observations de M. *Boucher*, faites à Lille depuis plus de vingt années, m'ont fourni celles sur lesquelles j'ai fait le plus de fond, par rapport au climat de la ville d'Arras , dont celle-là n'est éloignée que de dix lieues. J'ai puisé les observations faites à *Dunkerque*, à *la Haye* & à *Utrecht* ; en grande partie, dans les mémoires qui ont été envoyés à l'Académie des Sciences de Paris par différens observateurs , & dont le Pere *Cotte* a fait un usage si recommandable dans son excellent *Traité de Météorologie.*

XI. Par rapport aux observations du vent & de la température, j'ai ajouté à celles que j'ai recueillies des différens endroits que je viens de citer, une infinité de choses intéressantes qui se trouvent dans le Livre *de occultis Naturæ miraculis de Levinus Lemnius* , & dans les anciennes remarques de M. *Stocke*, deux Médecins, dont le premier vivoit à Ziriczée en Zélande, au pénultieme siecle, & l'autre à *Middelbourg*; toutes ces observations m'ont paru vérifiées par celles que je fais depuis plusieurs années.

XII. La forme de tables que j'ai donnée aux résultats & combinaisons des observations météorologiques que j'ai rassemblées, m'a paru plus favorable que toute autre exposition, parce qu'elle est plus courte; j'ai pensé qu'elle mériteroit la préférence auprès des Savans qui en ont accueilli, depuis quelque temps, un grand nombre de semblables, sur différens sujets de physique, pour l'intelligence desquels il n'y a rien de préférable au moyen de les faire embrasser d'un coup d'œil. J'ai cependant aussi exposé les résultats des tables, parce que j'aurois cru manquer à mes lecteurs, si je m'étois contenté d'exposer ces résultats sans prouver la justesse de leurs calculs.

Segnius irritant animos demissa per aures
Quam quæ sunt oculis subjecta fidelibus.....

TABLES

DES OBSERVATIONS

MÉTÉOROLOGIQUES.

EXPLICATION DES TABLES.

PREMIERE TABLE.

CETTE Table est un Plan des Pays-Bas où sont marqués les endroits de leur circonférence les plus éloignés entr'eux, dont j'ai choisi les observations météorologiques comme les plus essentielles pour déterminer, quelle est la température de tout le climat. Paris est compris dans ce Plan, comme étant l'endroit qui fournit les observations les plus sûres qui aient été faites dans le climat opposé à la mer du Nord ; les autres villes qui occupent la circonférence du Plan, sont celles où se trouvent les plus grandes variations dans la marche des instrumens, comparée d'un lieu à un autre.

2ᵉ. TABLE. Cette Table est divisée en six colonnes ; la première contient la dénomination des chiffres rapportés dans les cinq suivantes ; ces cinq colonnes contiennent les résultats des différentes observations faites aux endroits de la circonférence des Pays-Bas, qui font expofés dans le Plan précédent. Chacune de ces colonnes eft divifée en fept parties : la premiere partie comprend les obfervations du *Barométre* ; favoir, la plus grande, la moindre & la moyenne élévation de cet inftrument aux différens confins des Pays-Bas ; la feconde marque les degrés de chaleur indiqués par le *Thermométre* aux mêmes endroits ; la troifieme eft pour les degrés de froid ; la quatrieme partie de cette Table eft pour *l'Hygrométre* ; elle contient les réfultats de mes propres obfervations fur cet inftrument dont je parlerai ailleurs ; la cinquieme renferme les obfervations qui ont été faites fur l'*Udométre*, ou les quantités de pluie qui font tombées aux différens endroits des confins des Pays-Bas ; la fixieme indique quels font les *Vents dominans* en chacun de ces endroits, & ceux qui y font les plus rares ; la feptieme partie de cette Table exigeoit une étendue confidérable ; mais au lieu de rapporter en particulier toutes les obfervations fur l'état du Ciel, favoir, le nombre des jours de *nuage*, de *pluie*, de *temps couvert*, de *temps ferein*, &c. je n'ai rapporté que les réfultats des combinaifons de ces différentes obfervations par lefquels j'ai établi *l'état du Ciel* le plus ordinaire dans chaque endroit.

3ᵉ. **Table**. Les cinq colonnes de cette Table contiennent, 1ʳᵉ. la dénomination des obfervations comprifes dans les colonnes fuivantes ; 2ᵉ. quels font les endroits des Pays-Bas où fe

trouve

trouve la plus grande différence entre les termes d'élévation de chaque inſtrument ; 3ᵉ. quelles ſont les plus grande & moindre élévations des inſtrumens dans les Pays-Bas ; 4ᵉ. & 5ᵉ. quelle eſt l'étendue de leur différence : chacune de ces colonnes eſt diviſée en ſept parties, comme dans la Table précédente, leſquelles ſont pour les ſept mêmes genres d'obſervation.

4ᵉ. **T**able. *Obſervations du Baromètre.* Cette Table conſiſte en pluſieurs combinaiſons, dont la concluſion eſt l'étendue de la variation du Baromètre & ſa hauteur moyenne aux Pays-Bas.

5ᵉ. **T**able. *Obſervations du Thermomètre.* Les combinaiſons qu'elle renferme, déterminent l'étendue de la variation du Thermomètre aux Pays-Bas ; 1°. en degrés de chaleur ; 2°. en degrés de froideur ; 3°. cette étendue toute entiere, depuis l'extrême chaleur juſqu'à l'extrême froideur ; 4°. les degrés moyens de chaleur & de froideur *année commune ;* & delà la *température commune* des Pays-Bas.

6ᵉ. **T**able. *Obſervations de l'Udomètre.* On rapporte, dans cette Table, différentes combinaiſons dont il réſulte quelle eſt la quantité moyenne de pluie qui tombe, *année commune,* dans tout le climat des Pays-Bas.

Les obſervations *du Vent* & celles *du Ciel,* qui ne ſont point ſuſceptibles de la forme de Tab¹es, ſeront expoſées dans le diſcours ſur le réſultat des Tables.

B

N. B. Les combinaisons, qui font rapportées dans les Tables fuivantes, fe font de deux manieres : les nombres exprimés par pouces & par lignes, fe combinent en prenant la différence qui fe trouve entre les deux fommes, & ajoutant la moitié de cette différence à la plus petite fomme : par exemple (IV\ Table.)

La plus grande élévation du Baromêtre aux Pays-Bas, eft . . . . 29 pouces . . lignes

La moindre élévation . . . . 26 . . . . . 3.

La différence entre ces deux nombres, eft. 2 9

La moitié de cette diffé-rence. . . . . 1 . . . . . 4 $\frac{1}{2}$

Ajoutée à la moindre éléva-tion 26 3

Donne pour élévation moyen-ne . . . . 27 . . . . . 7 $\frac{1}{2}$

La feconde maniere de combiner, eft pour les nombres qui font exprimés par degrés : on ajoute la plus grande élévation, ou le plus grand nom-bre au plus petit ; la moitié de cette fomme le terme moyen : par exemple (V\ Table.)

La plus grande chaleur des Pays-Bas, eft exprimée par. . . . . 32 degrés

La moindre chaleur par. 16
____
8

La moitié de cette fomme . . . 24

eft le terme de la chaleur moyenne des Pays-Bas.

PREMIERE TABLE.

PLAN abrégé des Pays-Bas, où l'on expose les différens endroits de leur circonférence, qui ont fourni les Observations Météorologiques, & leur situation.

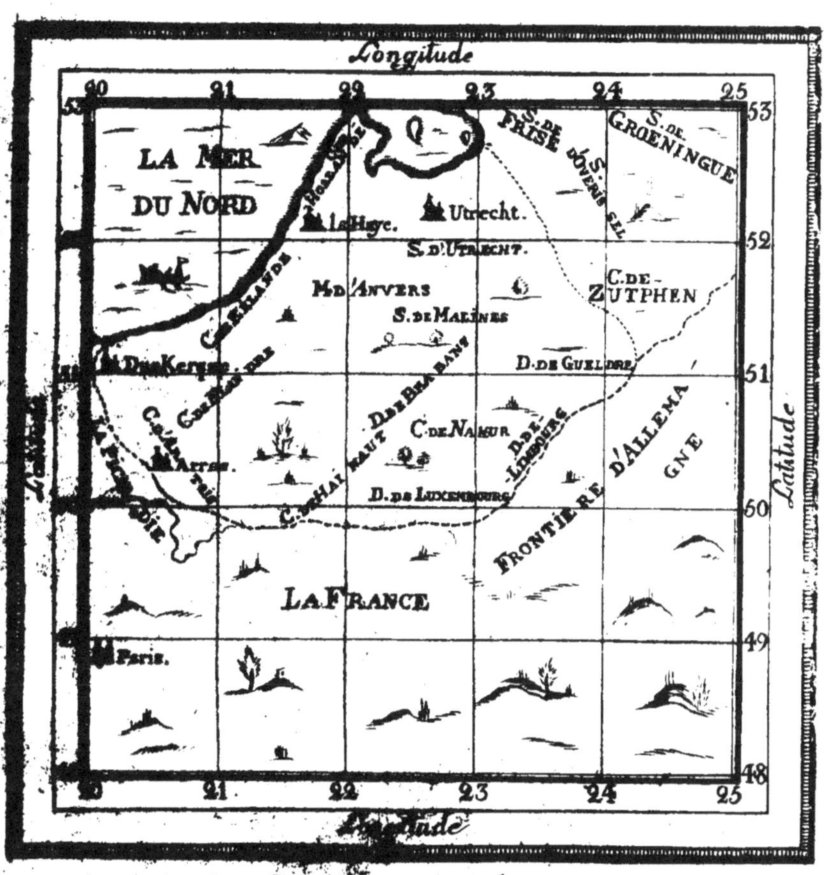

Echelle de 50 lieues.

DEUXIEME TABLE.

RÉSULTAT des Observations Météorologiques faites aux confins des Pays-Bas, où l'on détermine la hauteur moyenne des Instrumens dans chaque endroit, le Vent dominant, & la Température la plus ordinaire.

	PARIS.	ARRAS ET LILLE.	DUN-KERQUE.	LA HAYE.	UTRECHT.
I. BAROMETRE.	*P. lignes.*	*P. lig.*	*P. lig.*	*P. lig.*	*P. lig.*
Plus grande élévation . . .	28 9	28 10	29	28 8	28 10
Moindre élévation. . . .	26 3	26 5 $\left.\right\}\frac{1}{2}$	25 7	26 6	26 3
Élévation moyenne . . .	27 6	27 7	27 9 $\frac{1}{2}$	27 7	27 6 $\frac{1}{2}$
II. THERMOMETRE.	*Degrés.*	*Degrés.*	*Degrés.*	*Degrés.*	*Degrés.*
Plus grand degré de chaleur. .	32	29	28	26	27
Moindre degré de chaleur . .	21	19	20	16	21
Degré moyen de chaleur. .	26 $\frac{1}{2}$	24	24	21	24
III.	*Deg.*	*Degrés.*	*Degrés.*	*Degrés.*	*Degrés.*
Plus grand degré de froid. .	= 15 $\frac{1}{2}$	= 16	= 10	= 12	= 10
Moindre degré de froid. .	= 5	= 4 $\left.\right\}\frac{1}{2}$	= 3 $\frac{3}{2}$	= 7	= 4
Degré moyen de froid . . .	= 10 $\frac{1}{4}$	= 10	= 6 $\frac{3}{4}$	= 9 $\frac{1}{2}$	= 7 $\frac{1}{2}$

IV. HYGROMETRE.   *Degrés.*

La plus grande élévation moyenne de cet Instrument est . . . . . . 60.
La moindre élévation moyenne. . . . . 20.
L'élévation moyenne. . . . . 40.

	PARIS.	ARRAS ET LILLE.	DUN-KERQUE.	LA HAYE.	UTRECHT.
V. UDOMETRE.	*P. lig.*	*P. lig.*	*P. lig.*	*P. lig.*	*P. lig.*
Plus grande quantité de pluie.	25 2	30 3 $\frac{1}{2}$	29 10	31 5	24 9
Moindre quantité de pluie. .	7 8	15 7	18 10	20 1	22 9
Quantité moyenne	16 5	22 8 $\frac{3}{4}$	24 4.	25 8	23 11
VI. ANEMOMETRE.					
Vents dominans	S. o.–N. e.	S. o.–N.	S, o. – S.	S. –N.	O. – S. o.
Vents les plus rares. . .	E. –S. e.	E. –S.	E.	E. –S. e.	E. –
VII. TEMPERATURE.					
Année commune	Variable.	Humide & froide.	Froide & très-humide.	Froide & très-humide.	Humide & froide.

TROISIEME TABLE.

RÉSULTAT des Observations comprises dans la Table précédente, où l'on détermine quels sont les endroits de tout le Climat des Pays-Bas où se trouve la plus grande & la moindre élévation des Instrumens ; quelle est la différence entre ces élévations ; quel y est le Vent dominant & la Température la plus ordinaire.

I. BAROMETRE.		*P. Lig.*			*P. Lig.*
Plus grande élévation . . .	DUNKERQUE.	29		Différence. .	2 9
Moindre élévation.	UTRECHT.	25 3			
II. THERMOMETRE.		*Degrés.*			*Degrés.*
Plus grande chaleur	PARIS.	32		Différence. .	16
Moindre chaleur	LA HAYE.	16			
III.					
Plus grande froideur. . . .	ARRAS.	$= 16$ $\left.\right\}\frac{1}{2}$		Différence. .	13
Moindre froideur	DUNKERQUE.	$= 3$			
IV. HYGROMETRE.		*Degrés.*			*Degrés.*
Plus grande sécheresse . . .	. . . . . .	73 $\left.\right\}\frac{1}{2}$		Différence. .	70 $\frac{1}{2}$
Plus grande humidité . . .	. . . . . .	2			
V. UDOMETRE.		*P. Lig.*			*P. Lig.*
Plus grande quantité de pluie.	LA HAYE.	31 5		Différence. .	23 9
Moindre quantité de Pluie. .	PARIS.	7 8			
VI. ANEMOMETRE.					
Vent dominant.	. . . . .	S. O. – N.			
Vent le plus rare.	. . . .	E.			
VII. TEMPERATURE.					
Année commune.	. . . . .	Variable froide & humide.			

QUATRIEME TABLE,

Ou l'on détermine, par plusieurs combinaisons des hauteurs du Baromètre observées aux Pays-Bas, l'élévation moyenne de cet Instrument considérée dans tout le Climat & l'étendue de ses variations.

Plus grande élévation.		Moindre élévation.		Différence.		Elévation moyenne.	
Pouc.	Lig.	Pouc.	Lig.	Pouc.	Lig.	Pouc.	Lig.
29.		26	3.	2	9.	27	7 $\frac{1}{8}$
Plus grande élévation.		**Moindre des grandes élévations.**		**Différence.**		**Grande élévation moyenne.**	
Pouc.	Lig.	Pouc.	Lig.	Pouc.	Lig.	Pouc.	Lig.
[illegible]		28	4.		8.	28	8.
Plus grande des moindres élévations.		**Moindre élévation.**		**Différence.**		**Petite élévation moyenne.**	
Pouc.	Lig.	Pouc.	Lig.	Pouc.	Lig.	Pouc.	Lig.
26	11.	26	3.		8.	26	7.
Plus grande élévation moyenne.		**Moindre élévation moyenne.**		**Différence.**		**Elévation moyenne.**	
Pouc.	Lig.	Pouc.	Lig.	Pouc.	Lig.	Pouc.	Lig.
28	10.	26	5.	2	5.	27	7 $\frac{1}{8}$
Différence entre les élévations grande & petite.		**Différence entre les élévations moyennes**		**Total, avec la moitié de la première différence.**		**Plus grande différence, ou plus grande variation.**	
Pouc.	Lig.	Pouc.	Lig.	Pouc.	Lig.	Pouc.	Lig.
	8.	2	5.	2	9.	2	9.
Moitié de la plus grande variation.		**Moindre élévation.**		**TOTAL.**		**Terme moyen des variations.**	
Pouc.	Lig.	Pouc.	Lig.	Pouc.	Lig.	Pouc.	Lig.
	1 $\frac{1}{2}$	26	3	27	7 $\frac{1}{8}$	27	7 $\frac{1}{8}$

CINQUIEME TABLE,

où l'on détermine, par plusieurs combinaisons des degrés de chaleur & de froideur qui ont été observés aux Pays-Bas, quelle est la température du Climat, & l'étendue des variations du Thermomêtre.

Plus grands degrés de chaleur.	Moindre des grands degrés de chaleur.	Grand degré moyen de chaleur.	Plus grands des moindres degrés.	Moindre degré.	Moindre degré moyen de chaleur.
Degrés. 32.	Degrés. 26.	Degrés. 29.	Degrés. 21.	Degrés. 15.	Deg. 18 $\frac{1}{2}$
	Plus grand degré moyen de chaleur. Degrés. 29.	Moindre degré moyen de chaleur. Deg. 18 $\frac{1}{2}$	TOTAL. Deg. 47 $\frac{1}{2}$	Degré moyen de chaleur. Deg. 23 $\frac{3}{4}$	
Plus grand degré de froid. Deg. =16 $\frac{2}{3}$	Moindre des grands degrés de froid. Degrés. =10.	Grand degré moyen de froid. Deg. =13 $\frac{1}{4}$	Plus grand des moindres degrés. Degrés =7.	Moindre degré. Deg. =3 $\frac{1}{2}$	Moindre degré moyen de froid. Deg. =5 $\frac{1}{4}$
	Plus grand degré moyen de froid. Deg. =13 $\frac{1}{4}$	Moindre degré moyen de froid. Deg. =5 $\frac{1}{4}$	TOTAL. Deg. =18 $\frac{1}{2}$	Degré moyen de chaleur. Deg. =9 $\frac{1}{4}$	
	Plus grande variation. Deg. 48 $\frac{1}{2}$	Moindre variation. Deg. 19 $\frac{1}{2}$	Différence. Degrés. 29.	Variation moyenne. Degrés. 34.	
Différence entre les variations grande & petite. Degrés. 29.	La moitié de cette différence. Deg. 14 $\frac{1}{2}$	Degré moyen de froid. Deg. =9 $\frac{1}{4}$	Total des deux derniers Nombres. Deg. 23 $\frac{3}{4}$	Plus grand degré de froid à souftraire. Deg. =16 $\frac{1}{2}$	Terme moyen des variations ou température. Deg. 7 $\frac{3}{4}$

SIXIEME TABLE,

Ou l'on détermine, par plusieurs combinaisons des differentes quantités de pluie qui tombent aux Pays-Bas, quelle est celle qui tombe, année commune, dans tout le Climat.

Plus grande quantité.		Moindre des grandes quantités.		Différence.		Plus grande quantité moyenne.	
Pouc.	*Lig.*	*Pouc.*	*Lig.*	*Pouc.*	*Lig.*	*Pouc.*	*Lig.*
31	5.	25	2.	6	3	28	$3\frac{1}{2}$

Plus grande des moindres quantités.		Moindre quantité.		Différence.		Moindre quantité moyenne.	
Pouc.	*Lig.*	*Pouc.*	*Lig.*	*Pouc.*	*Lig.*	*Pouc.*	*Lig.*
20	1.	7	8.	12	5.	13	$10\frac{1}{4}$

Plus grande quantité.		Moindre quantité.		Différence.		Quantité moyenne.	
Pouc.	*Lig.*	*Pouc.*	*Lig.*	*Pouc.*	*Lig.*	*Pouc.*	*Lig.*
31	5.	7	8.	23	9.	19	$6\frac{1}{2}$

Plus grande différence.		Moitié de cette différence.		Moindre quantité.		Total & quantité moyenne.	
Pouc.	*Lig.*	*Pouc.*	*Lig.*	*Pouc.*	*Lig.*	*Pouc.*	*Lig.*
23	9.	11	$10\frac{1}{2}$	7	8.	19	$6\frac{1}{2}$

RÉSULTATS

*Des Tables & Observations Météoro-
logiques faites aux Pays-Bas, com-
parées aux mêmes Observations faites
dans le climat de Paris.*

ARTICLE PREMIER.

Observations du Baromêtre.

1. LA plus grande de toutes les élévations du Baromêtre aux Pays-Bas, eſt comme on l'a vu dans la ſe-
conde Table . . . . . 29 *pouces » lignes.*
Le même terme eſt à
Paris. 28   9
C'eſt - à - dire moins
élevé de.   3

2. La moindre des élévations du Baromêtre au Pays-Bas, eſt
la même qu'à Paris. . 26   3

3. La plus grande hauteur moyenne

de cet inſtrument, eſt

aux Pays-Bas. . . . . . 28 *pouces.* 8 *lignes.*

Ce terme eſt à Paris. . 28   5

C'eſt-à-dire moins éle-

vé de   3
____

4. La moindre hauteur moyennne du Baromêtre aux Pays-Bas, eſt la même qu'à Paris. 26   7
____

5. La plus grande différence entre la plus grande & la plus petite élévation du Baromêtre, ou pour être mieux entendu, l'étendue de la variation du Baromêtre aux Pays-Bas, eſt . . 2   9

L'étendue de cette va-

riation n'eſt à Paris

que de. 2   6

C'eſt-à-dire plus reſ-

ferrée de.   3
____

6. La différence entre la variation du Baromêtre aux Pays-Bas, avec la même variation dans le climat de Paris, ne con-ſiſte donc que dans l'élévation.

7. Il s'enſuit que la hauteur moyenne du Baromêtre aux Pays-Bas étant le

point du milieu de *pouc.* *lig.*
cette variation. . . .	3
Elle eſt plus grande que la même éléva-
tion à Paris, de. . . .	1 $\frac{1}{2}$

8. En effet la hauteur moyenne du Ba-
romêtre à Paris, eſt. . 27	6
Aux Pays-Bas, elle eſt. 27	7 $\frac{1}{2}$

Je ferai mention de quelques obſervations du Baromêtre, particulieres aux Pays-
Bas, & qui diſtinguent la conſtitution de
leur climat.

9. Les plus grandes élévations du Baromêtre s'obſervent dans le temps froid.
Cela ſe rencontre dans tous les Pays, mais
d'une maniere plus marquée dans les Pays-
Bas, que dans la plupart des autres. La plus
grande hauteur moyenne (réſumée de
toutes les oſervations faites dans les différens endroits des Pays-Bas) qui ait été
obſervée dans ce climat, a été *28 pouces*
10 lignes $\frac{1}{2}$ au mois de Janvier 1758,
lorſque le Thermomêtre étoit à *13 de-*
grés $\frac{1}{2}$ de condenſation; la plus grande élévation du Baromêtre, à Paris, n'a été que
28 pouces 9 lignes dans le même temps.

10. Les moindres élévations du Baro-mêtre ont lieu dans les temps chargés de pluie ; il n'en eft pas de même des temps chargés de brouillards, qui font plus fré-quens aux Pays-Bas, que dans la plupart des autres climats, d'Europe ; ils ne font éprouver aucun changement au Baromê-tre, quoique l'atmofphere foit également chargée de vapeurs. Dans l'efpace du 4 au 16 de Novembre 1776, on vit régner le brouillard le plus confidérable qu'on ait peut-être jamais obfervé, puifque l'Hy-gromêtre marquoit une humidité pref-qu'auffi grande que s'il eût été plongé dans l'eau ; cependant le Baromêtre fe foutint conftamment à la hauteur de 27 *pouces 10 lignes à 28 pouces 2 lignes.*

11. On obferve les plus grandes varia-tions du Baromêtre dans les Pays-Bas aux environs des équinoxes, principale-ment de l'équinoxe d'Automne ; alors il n'eft pas rare de voir le Baromêtre mon-ter ou defcendre de plufieurs lignes, & fouvent d'un pouce dans un temps fort court. Les Pays-Bas éprouvent ces va-riations plus fréquemment que le climat

de Paris, & elles y font fouvent plus con-fidérables. La raifon la plus apparente de ces fréquentes variations eft la plus grande activité des vents que le voifi-nage de la Mer y occafionne, & que la fituation prefqu'uniforme du fol y favo-rife; delà réfulte la libre circulation de plufieurs courans d'air, qui, venant à s'arrêter en différens endroits, tantôt y rendent la colonne atmofphérique plus étendue, & par conféquent plus pefante, & tantôt tranfportent cette colonne dans un autre lieu.

12. Le Baromêtre eft rarement ftation-naire aux Pays-Bas; fes ftations durent au plus quelques jours; aucune obfervation n'eft contraire à celles que j'ai faites à ce fujet. Les ftations les plus fréquentes du Baromêtre que j'ai obfervées, ont eu lieu aux termes de *27 pouces 10-11 lignes & 28 pouces.* Elles ne paroiffent avoir aucun temps qui leur foit fpécialement affecté. Je ne dois pas négliger de faire mention d'une ftation remarquable du Baromêtre, qui eût lieu au terme de *27 pouces 3 lignes* $\frac{1}{2}$, & dura fept jours confécutifs à la fin de

Février & au commencement de Mars 1778.

ARTICLE II.

Observations du Thermomètre.

13. Suivant les observations faites aux Pays-Bas, la chaleur moyenne du climat est moindre de deux degrés que celle du climat de Paris ; le froid moyen des Pays-Bas, est au contraire plus grand de deux degrés que celui de Paris.

14. On trouve donc que sans qu'il y ait de différence dans l'étendue des variations du Thermomêtre, le milieu de cette étendue est seulement placé plus bas de deux degrés dans le climat des Pays-Bas, qu'à Paris.

15. D'où il suit que le degré de la température, est aussi deux degrés plus bas : ce terme est à Paris.   9 *degrés* $\frac{1}{4}$

Il est aux Pays-Bas. . . . . 7 $\frac{1}{4}$

La plus grande chaleur moyenne est à Paris. . . 26

Elle est aux Pays-Bas. . . 24

C'est-à-dire moindre dans les comparaisons de. . . 2

16. Les plus grandes chaleurs de l'Eté arrivent ordinairement aux Pays-Bas, comme à Paris, vers la fin de Juillet & le commencement d'Août ; mais elles font toujours moindres ici de quelques degrés, & très-fouvent moins durables. J'ai avancé que le froid eft moindre dans les endroits voifins de la Mer, que dans ceux qui en font plus éloignés ; ceux qui habitent les bords de la Mer n'en conviendront pas facilement ; cependant cela eft démontré par les indications du Thermomêtre : on fait d'ailleurs que l'eau falée peut, fans fe geler, devenir beaucoup plus froide que l'eau douce glacée ; il en eft de même des vapeurs élevées de la Mer, qui font chargées de particules falines.

17. M. *de la Hire* attribue la plus grande rareté des gelées fur les bords de la Mer à l'humidité que ce voifinage procure, laquelle eft plus chaude que l'air au moment où elle s'éleve, fuivant les expériences du Comte *Marfigli* ; mais on doit faire attention que cette humidité eft promptement refroidie par fon mélange,

& qu'alors elle eſt devenue plus froide elle-même pour nos ſens que l'air, quoique le Thermomêtre marque un moindre froid que celui que nous reſſentons; par la raiſon de la poroſité de nos corps, leſquels retiennent plus long-temps l'humidité que la ſurface du verre.

18. Ce qu'il y a de plus ſurprenant dans les réſultats des obſervations météorologiques faites aux Pays-Bas, ce ſont les alternatives fréquentes de froid & de chaud qui y arrivent dans des eſpaces très-courts , quelquefois dans le même jour : il y a ſouvent dix à quinze degrés de différence de la chaleur du matin à celle de l'après-midi : le 11 Août 1777, qui fut un des jours les plus chauds de cette année, à trois heures après-midi, le Thermomêtre marquoit vingt-un degrés, tandis qu'il n'avoit marqué le matin que huit degrés, & que le lendemain matin il ne ſe trouva pas plus élevé.

19. L'inégalité extraordinaire de la température des Pays-Bas doit être attribuée au changement ſubit des vents, qui eſt

particulier

particulier à la constitution de ce climat;
c'est pourquoi les variations du Thermomêtre y font plus fréquentes au Printemps
& dans l'Automne qui font les temps de
l'année où les vents font plus changeans.

ARTICLE III.

Observations de l'Hygromêtre.

20. L'Hygromêtre est un instrument
peu connu, & que peu de ceux qui le
connoissent emploient avec succès. Je me
crois fondé à avancer qu'il est l'instrument le plus essentiel pour procurer la
connoissance de la constitution d'un climat, & que le climat des Pays-Bas est particuliérement un de ceux dont il est impossible de déterminer la constitution fans
le secours des observations faites fur l'Hygromêtre. Ceux qui ont connoissance du
Mémoire de M. *de Luc*, couronné par l'Académie *d'Amiens*, font convaincus qu'on
est enfin parvenu à rendre l'Hygromêtre
utile, puisqu'on l'a rendu *comparable*.

21. L'Hygromêtre que j'ai observé est
en quelque façon de mon invention; mais

il n'eſt au fond que l'Hygromêtre de M.
de Luc corrigé : cet inſtrument eſt ſous la
même forme que celui de ce Phyſicien ;
ſa partie agiſſante eſt une plume à écrire
préparée, que M. *de Luc* a indiquée lui-
même dans ſon Mémoire, & qui eſt beaucoup plus aiſée à employer que l'ivoire ;
mais j'ai réellement inventé une nouvelle
maniere de graduer l'Hygromêtre, au
moyen de laquelle j'établis, ſans le ſecours
d'un Thermomêtre caſſé, ni de ſon échelle,
ni de balance, &c. & par le ſeul ſecours
de l'humidité, deux points fondamen-
taux, invariables & ſûrs, d'où s'éleve une
échelle diviſée en degrés que la colonne
du mercure, qui varie dans le tube, indique toujours dans les mêmes circonſtances, & par où cette colonne paſſe &
repaſſe exactement toutes les fois que les
variations de l'humidité ſont les mêmes.
Je n'entrerai point ici en matiere ſur
cet inſtrument qui eſt ſous les yeux de
l'Académie des Sciences de Paris, avec le
Mémoire ſur ce qui le concerne, que
j'offre au Public à la ſuite de cet ouvrage.

ARTICLE IV.

Observations de l'Udomètre.

22. La quantité moyenne de pluie qui
tombe aux Pays-Bas..   19 *pouces* 6 *lig.* $\frac{1}{2}$
est plus grande que
celle qui tombe à Paris.. 16   5
de cette quantité. . . . 3   1 $\frac{1}{2}$

23. Les jours où la pluie tombe aux
Pays-Bas font de trente à quarante plus
nombreux que ceux où elle tombe à
Paris ; le voisinage de la Mer, qui fournit
une élévation de vapeurs plus souvent
répétée, en est une raison toute simple.

24. Les mois de l'année où les pluies
font ordinairement le plus abondantes aux
Pays-Bas, font Mai, Juillet, Août & Novembre, (l'année 1778 nous offre une
exception bien fenfible à cette regle ; le
mois d'Août de cette année n'a fourni
que trois lignes d'eau en pluie) à Paris,
les mois les plus pluvieux font Juin, Juillet
& Août. Il tombe communément aux Pays-
Bas pendant les quatre mois que j'ai
nommés d'abord, une plus grande quan-

tité de pluie que pendant les huit autres mois de l'année.

25. La pluie provenue des orages aux Pays-Bas, est quelquefois prodigieufe : je trouve dans les Tables de mes obfervations météorologiques, pour l'année 1777, que l'orage de la nuit du 3 Juillet produifit fept lignes d'eau dans l'efpace de trois quarts-d'heures. Un orage que nous eûmes le 31 Juillet 1778, à quatre heures & demie du foir, & qui ne dura pas plus d'une demi-heure, donna treize lignes d'eau ; des orages femblables en avoient déjà fourni la veille & le matin, onze lignes en deux à verfes de fort courte durée.

Article V.

Obfervations du Vent.

26. Tout le monde fait que les Vents font la principale caufe des changemens qui furviennent dans la température ; tantôt par leur violence ils chaffent l'air d'un hémifphere dans l'autre, ou bien le précipitent du haut en bas, où l'élevent de bas en haut & rendent par-là l'atmofphere ici plus légere, ailleurs plus pefan-

te ; tantôt par leur froideur ils bouleverfent l'économie des faifons, en occafionnant une température contraire à celle qui devoit exifter ; l'humidité fur-tout & la fécherefle font des propriétés de l'air qui dépendent des Vents : l'une ou l'autre eft toujours attachée à fes différentes directions. Le tranfport de mille fubftances invifibles que le Vent entraîne, n'eft pas moins propre à faire redouter fes influences.

27. Suivant la direction & la force des Vents, leurs propriétés font différentes auffi-bien que leurs influences. Le *Nord* eft froid, le *Sud* chaud, l'*Eft* fec, l'*Oueft* humide. Les Vents intermédiaires participent à chacune de ces propriétés. Le *Nord-Eft* eft fec & froid, & ainfi du refte.

28. L'action des Vents eft différente dans chaque Pays, en raifon de la fituation des lieux : aux Pays-Bas où le fol eft prefque uniforme, où du moins les élévations ne forment que des pentes prefqu'imperceptibles, les Vents font, plus particuliérement que dans tout autre Pays, les agens des différentes conftitutions de l'atmofphere, & par conféquent

des maladies populaires qui proviennent des influences de ces conſtitutions, par des raiſons que j'aurai lieu d'expoſer a-vant de terminer cette premiere partie.

29. Tous les Vents ſoufflent aux Pays-Bas, mais il réſulte des obſervations que les Vents *Sud-Oueſt* & *Nord*, ſont ceux qui y dominent. A Paris, ce ſont le *Sud-Oueſt* & le *Nord-Eſt*; le Vent qui regne le moins aux Pays-Bas eſt *l'Eſt*, comme à Paris. Il eſt néceſſaire que j'entre ici dans le détail de la propriété de chacun des Vents relativement à la conſtitution des Pays-Bas; je crois répondre aux vues de l'Académie en intervertiſſant à leur ſujet l'ordre des choſes, & parlant en même-temps de leurs influences ſur la ſanté & ſur le progrès des productions de la terre; cela ſera d'autant moins déplacé, que les effets de l'influence des Vents ſont une partie détachée de ceux des conſti-tutions de l'atmoſphere, que je traiterai ci-après, & à laquelle ils doivent, pour ainſi dire, ſervir d'introduction.

Eſt.   30. Le Vent d'*Eſt* ou du levant, appellé par les Latins *Subſolanus*, & par les Belges

Lau oft Zoel ou *Van Luftich*, regne fort rarement ; on l'obferve feulement pendant quelques jours du Printemps ou de l'Eté , & dans le mois d'Octobre où il domine quelquefois ; ce Vent eft frais le matin, mais quand le Soleil eft fur l'horizon, il porte avec lui une chaleur étouffante ; le Ciel eft ordinairement ferein quand ce Vent commence , il ceffe rarement fans avoir occafionné des orages ; c'eft pourquoi il eft de fi peu de durée. Quand il fouffle , tout paroît languiffant dans la nature. Les hommes femblent accablés fous le poids de l'air tranquille, plutôt que de l'air chaud : le Thermomètre s'éleve à quinze ou dix-huit degrés à l'heure la plus chaude du jour ; il regne une grande féchereffe dans l'atmofphere inférieure, & les vapeurs qui l'abandonnent, fe raffemblent au-deffus de nos têtes, & font prédire l'orage que le Vent d'Oueft acheve ordinairement de former. On voit, comme une chofe digne de remarque dans les obfervations de M. *de Tully*, Médecin à Dunkerque, que le Vent d'*Eft* n'a pas fouffié une feule fois pendant le mois de Juillet, dans l'efpace de fept années confécutives. Ce Vent rend les hommes mous, comme énervés ; il difpofe les humeurs aux engorgemens inflammatoires, à la délitefcence ; il occafionne des maladies bilieufes, des fievres pétéchiales , ardentes. Lorfque l'*Eft* regne , comme il arrive quelquefois, en Hiver, il eft très-fain & préférable au *Nord*, parce qu'il eft doux & moins piquant ; il rend toujours les Hivers favorables : il eft fi rare aux Pays - Bas , qu'on ne lui trouve aucune influence fur les productions de la terre , & les récoltes font toujours achevées avant le mois d'Octobre où il lui arrive par fois d'être de quelque durée.

Sud-Eft. 31. Le *Sud-Eft* eft rarement agréable chez les Belges; fon regne a lieu pour l'ordinaire immédiatement avant les froids, & il préfide prefqu'auffi fréquemment aux dégels : il eft quelquefois furieux, il fait la plupart des tempêtes; il fouffle dans fept ou huit mois de l'année , pendant plufieurs jours avec violence. Il eft prefqu'auffi rare que l'Eft, & ne domine non plus dans aucun temps. Quelque foit la force du *Sud-Eft*, il n'a rien de fâcheux pour la fanté. *Levinus Lemnius* a remarqué que fon influence eft plus nuifible aux hommes pour le moral que pour le phy-fique. Cet Auteur a remarqué qu'il occa-fionne la trifteffe, obfcurcit l'efprit, rend inquiet, mélancolique, dur, querelleur. Cela eft vrai. Il n'a d'autre influence fur les plantes que par fa violence : dans fes tourbillons, il renverfe & abat une grande partie des fruits dans le temps de leur maturité, ou peu de jours auparavant.

32. Le Vent du midi, *Sud*, *Eurus*, *Zuidt*, eft de deux efpeces aux Pays-Bas, fuivant la nature, ou la quantité des ma-tieres étrangeres qui entrent dans la conf-titution du courant d'air qui eft ce Vent ; le Sud qui regne le plus fouvent dans ce climat, y amene ordinairement une très-grande humidité, qui, cependant fournit peu de pluie ; il préfide aux brouil-lards d'Automne. Quoiqu'il foit conftant dans certains climats, il eft pour les Bel-ges un préfage du retour prochain de l'intempérie ; les Navigateurs ne fe fient

point au beau temps auquel il préfide. Lorfqu'il regne pendant l'Eté, le Ciel eft ferein totalement ou en partie; & la conftitution de l'atmofphere eft la même que fous l'Eft, mais elle a un degré d'intenfité plus confidérable; alors le Thermomêtre va jufqu'à vingt-quatre ou vingt-huit degrés, & la féchereffe eft exceffive. Les maladies qui ont communément lieu fous le regne du *Sud* font de deux efpeces, comme la nature de ce Vent: s'il regne avec la féchereffe, & par le temps ferein, on obferve les mêmes maladies que nous avons vues fous l'Eft, auxquelles fe joignent les affections comateufes, les embarras de la refpiration. M. *Malouin* a obfervé que ce Vent eft fur-tout préjudiciable à la tête & aux nerfs; qu'il caufe une tranfpiration abondante, des laffitudes extrêmes, des nuages de vertiges. On l'obferve rarement aux Pays-Bas affez durable pour occafionner ces maux. Les maladies qui y paroiffent être les effets de fon influence, font celles qui ont pour caufe l'éffervefcence des humeurs, & leur dilatation extraordinaire, les fievres in-

flammatoires & éruptives. Le *Sud* humide
donne naiffance aux fievres catharrales,
vermineufes & putrides, & aux coqueluches des enfans. Les perfonnes de la meilleure conftitution en font incommodées;
il ôte les forces, rend mou, ftupide, &
provoque le fommeil. On remarque dans
les Pays-Bas que, durant le *Sud* humide,
les avortemens font fréquens, qu'ils font
fuivis de lochies immodérées, & qu'il
meurt beaucoup de femmes en couches.
Le *Sud*, pendant l'Hiver, n'eft point auffi
préjudiciable à la fanté, il eft feulement
plus froid que le Nord, & fi rude, fi pénétrant, principalement dans les endroits
des Pays-Bas qui font voifins de la Mer,
que l'on y fouffre cruellement de fon im-
preffion fur les parties du corps que les
vêtemens laiffent à découvert. La conftitution feche du Vent du *Sud*, n'eft point
fâcheufe pour les végétaux ; fon influence
eft au contraire favorable à la maturité des
moiffons & de tous les fruits ; mais fa
grande humidité leur eft très-pernicieufe ;
elle contribue à faire ergoter les bleds aux
Pays-Bas, comme il fait couler la vigne

en d'autres climats; les femences en retirent pendant l'Hiver l'avantage des neiges qu'il amene pour les préferver du froid.

Sud Ouest. **33.** Le *Sud - Ouest*, *Libotonus*, *Auftro-Africus*, *Zuidt-Weft*, ou le Vent dominant des Pays-Bas, fouffle dans prefque tous les mois de l'année, mais il regne davantage dans les uns que dans les autres. Il regne, par exemple, moins en Eté qu'en Hiver : il domine ordinairement dans le Printemps & l'Automne ; il eft doux, gracieux pendant le Printemps & quelques jours de l'Eté, il eft fort en Automne, il devient violent à l'entrée de l'Hiver ; alors il préfage les tempêtes, les pluies, les orages, les tonnerres & les plus grandes intempéries ; de lui vient la grande variété des faifons, fur-tout aux environs des Equinoxes, où ce Vent regne prefque toujours. Il eft quelquefois tout-à-coup furieux & auffi promptement appaifé ; il eft d'autant plus violent, que fon origine eft plus proche du couchant, comme lorfqu'il fouffle O. S. O. & au contraire. La conftitution du ciel pendant le regne du *Sud-Ouest* eft favorable à la fanté des Belges , pour lefquels la variété des faifons femble être l'antidote des maladies populaires ; il arrive·fouvent que cette variété occafionnée par le *Sud-Oueſt*, met fin à celles qui les avoient moleſtés fous un ciel différent. C'eſt fur-tout pendant le regne de ce Vent que quelques Belges, dont l'efprit eſt moins bien conformé que celui des autres, deviennent, pour ainſi dire, infenfés ; ce qui nous a été traduit par *Levinus Lemnius*, en ces termes (1) :

---

(1) *Vulgare autem eſt apud Belgas plerofque emotæ mentis, & quibus fenfus diminuti funt aut fpiritus animalis vitiofa aliquâ qualitate imbutus, triduo etiam antequam tempeſtates ventique ingruant tumultüari omnefque vicos, compita, plateas, angi portus circumire ac concurfare, modo filentes, ac taciturnos, modo clamofos atque obſtrepentes, ita ut Vulgus diſtitare foleat foborituram aëris intemperiem, atque ut ferè affolet, imminere tempeſtates, imbres, procellas, turbines. De occultis Nat. Mirac. pag.* 317. Le Vulgaire témoin de ces fréquens événemens, penfe que c'eſt une manie occafionnée par l'odeur des fleurs de feves, dont on enfemence beaucoup les terres aux Pays-Bas , &

34. Le Vent du couchant , *Oueſt* , *Favonius* , *Weſt* , eſt preſqu'auſſi dominant dans les Pays-Bas que le Sud-Oueſt, & il y eſt à peu près de la même nature. Son principal regne a lieu aux approches des changemens de la température ; delà vient qu'il domine dans le Printemps & l'Automne ; après l'Hiver, il eſt agréable, ſur-tout ſi le Soleil l'échauffe un peu, & ſi l'atmoſphere ſe maintient pendant quelque temps dans le même état. A la fin de l'Automne, il eſt violent, impétueux & chargé d'humidité. L'*Oueſt* au Printemps, efface heureuſement les impreſſions que l'Hiver a pu laiſſer de ſa rigueur ; il anime la nature & la rend agréable & gaie ; ſon influence en Automne n'eſt point favorable : on ne remarque pas qu'elle donne naiſſance à des maladies ; mais elle empire l'état des malades ; les catarres, la phtyſie, la cachexie, l'hydropiſie en reçoivent une plus grande intenſité ; en

---

qui ſe trouvent en fleurs au ſolſtice d'Eté. D'où l'on a fait le Proverbe, *in fabis oberrat.* Les feves lui tournent la tête.

général ce vent eſt funeſte aux valétudinaires, principalement à ceux qui habitent les cantons maritimes. La variété de
la température occaſionnée par le *Sud-
Oueſt & l'Oueſt*, eſt la conſtitution du
ciel la plus favorable à la végétation, ſe-
lon les plus habiles Naturaliſtes (1).

35. Le *Nord-Oueſt* participe au Nord
& à l'Oueſt; il en eſt de même de ſes influences. Il eſt quelquefois doux & agréable en Eté, notamment dans les mois de
Juillet & Août, ce qui arrive fréquemment; il ne regne preſque jamais dans les
autres temps de l'année, qu'aux environs
du ſolſtice d'Hiver, alors il eſt communément froid & violent. Il occaſionne l'ir-
ruption de l'Océan dans les Provinces

Nord-Oueſt.

------

(1) Il Réſulte des obſervations de MM. *Ma-
riotte, Rénéaulme & Duhamel*, que plus les changemens ſont fréquens & ſe ſuivent de près, plus
l'effet en eſt avantageux; delà vient que les ſaiſons naturellement plus variables, le Printemps &
le commencement de l'Automne, ſont celles où
les plantes acquierent un plus prompt accroiſſement : elles languiſſent dans une ſaiſon trop égale.

voisines & des inondations pernicieuses. On ne se rappelle qu'en frémissant la fameuse inondation du 19 Novembre 1421, par laquelle, s'il faut en croire les Historiens, soixante-douze Villages furent submergés, & plus de cent mille hommes noyés. La santé des hommes éprouve plusieurs dérangemens sous le *Nord-Ouest*, les douleurs dans les articulations, les contractions de nerfs, les courbatures, les éruptions dartreuses, vitiligineuses, les palpitations, les catarres inflammatoires, les frénésies, les fluxions, les ophtalmies, en sont ordinairement les suites. Ce Vent occasionne aussi l'empirement des maladies de langueur ; le redoublement des douleurs communes aux valétudinaires, que l'on appelle en Flamand *WuerWys*, prévient ordinairement l'intempérie qu'il ramene & la fait prédire. Ce vent est un des principaux fléaux des végétaux ; il leur nuit, non seulement par sa violence, mais il congele encore les fluides qui abordent aux pousses des arbres, & il en détruit le germe ; il attaque de même les fleurs & enleve les fruits. La pluie qui l'accompagne

gne fouvent, refroidit les fucs qui s'élevent des racines délicates des productions effentielles à la vie, & détruit le principe de leur végétation lorfqu'il ne fe trouve pas de la neige pour les garantir ; alors au lieu de moiffons, les campagnes fe couvrent d'ivraie, de chardons & autres mauvaifes herbes qui achevent de ruiner l'efpérance du Laboureur, s'il ne met pas toute fon attention à les arracher.

36. Le Vent du Septentrion, *Nord*, *Aquilo*, *Noordt*, n'eft pas le Vent le plus rigoureux des Pays-Bas, comme de plufieurs autres climats ; il domine dans beaucoup d'années autant que le Sud-Oueft ; on l'obferve principalement dans le mois de Juin, fouvent il nous fait éprouver plufieurs efpeces d'Hiver qui reviennent par intervalles depuis le mois d'Avril jufqu'à celui de Juillet, ce qui eft arrivé d'une maniere marquée dans l'année 1777. Ce Vent eft froid, mais il eft rarement violent ; il rend ordinairement le temps ferein ; s'il pleut quelquefois fous le *Nord*, c'eft toujours après une longue durée

des Vents pluvieux. Ce changement des Vents pluvieux en celui du Nord, est d'un bon augure aux Pays-Bas pour l'agrément de la saison, ce qui y fait désirer la bize : les Marins ne veulent pas se mettre en Mer que les autres Vents ne lui aient cédé la place; ils ont une remarque singuliere à ce sujet, c'est que le *Nord* ne doit point être constant au-delà de trois jours, lorsqu'il s'éleve pendant la nuit; c'est pourquoi ils attendent pour partir qu'il ait commencé à souffler pendant le jour, parce qu'alors ils sont assurés que son regne sera de longue durée. Ce Vent est très-sain, tant que son haleine est modérée; il n'a de désagréable que d'être froid. Il s'oppose à la dissolution & à la corruption des humeurs, il dissipe les maladies contagieuses, fortifie les organes, éveille les esprits, &c. mais lorsqu'il souffle avec violence, il donne naissance à des fievres catarrales, des pleurésies, des esquinancies & des maladies inflammatoires, qui doivent être considérées sous un autre point de vue que les mêmes maladies causées par l'influence

du Vent du Midi ; c'eſt à quoi il eſt eſ-
ſentiel de faire attention dans la pratique
de la Médecine.

37. Le *Nord-Eſt* , *Cœcias* , *Vulturnus* , Nord-Eſt,
eſt auſſi froid & plus pénétrant que le
Nord. Il domine aux Pays-Bas dans les
mois d'Avril , Mai & Décembre ; il regne
ſouvent pendant les grandes ſéchereſſes
de l'Eté , les Hivers où il domine , ſont
auſſi plus ſecs que les autres. De tout
temps les Phyſiciens ont attribué au *Nord-*
Eſt la propriété ſinguliere d'attirer à lui
les nuages ; delà eſt venu le Proverbe que
l'on applique aux méchans : *Mala ad ſe at-*
trahens uti Cœcias Nubes. Je ne m'arrêterai
point à examiner la théorie de ce phénomene que pluſieurs ont expliqué d'une
maniere ingénieuſe ; il me ſuffit de dire
que c'eſt le Vent pendant lequel le ciel
eſt le plus ordinairement ſerein aux Pays-
Bas ; auſſi ne l'obſerve-t-on preſque jamais dans les ſaiſons variables : on remarque encore qu'il n'eſt jamais violent,
& qu'il eſt rare qu'il produiſe aucune maladie populaire. Les effets du *Nord-Eſt*

fur les corps vivans, font les mêmes que
ceux du *Nord*, lorfqu'il eft tranquille :
fon influence fur les végétaux eft auffi la
même. Quand après l'Hiver, le dégel eft
interrompu par le retour de l'un ou de
l'autre, toutes les plantes en fouffrent,
les pouffes, les fleurs des arbres & des
arbriffeaux avancés, les tiges des bleds,
leurs racines mêmes, en font fortement
endommagées, fur-tout fi la terre eft en
même temps humide. C'eft au fouffle du
Nord, du *Nord-Eft*, & quelquefois du
Nord-Oueft qu'on attribue, avec raifon,
ce qui arrive aux bleds de n'être four-
nis que dans la partie inférieure de
l'épi, parce que ces Vents en ont fait
périr la pointe dans le mois d'Avril ou
de Mai ; cet accident eft fréquent dans
certaines *Provinces* des Pays-Bas, où le
fol eft fouvent balayé par le *Nord*, comme dans la partie qui eft foumife aux
obfervations de *M. Gabry*, Profeffeur de
Phyfique *à la Haye*. Dans l'Eté, les Vents
du *Nord* font favorables à la végétation,
excepté lorfqu'ils font violens & qu'ils

contribuent à une trop grande sécheresse; en Hiver ils durciſſent heureuſement la ſurface de la terre ſous laquelle il ſe fait un amas de ſucs nouriciers qui ménagent les richeſſes qu'on voit enſuite éclore dans une autre ſaiſon.

38. Outre les Vents ordinaires, on obſerve aux Pays-Bas un Vent particulier qui regne dans les jours chauds & ſereins, depuis environ dix à onze heures du matin, juſqu'à trois ou quatre heures du ſoir. Sa direction eſt du *Sud* au *Nord* ou du *Sud-Sud-Oueſt* au *Nord-Nord-Eſt*; on a remarqué que dans les temps froids également ſereins, ce Vent domine ſouvent en ſens contraire. Le *Calme* ne s'établit preſque jamais aux Pays-Bas pour être de quelque durée. On obſerve le calme pendant la nuit des beaux jours d'Eté; il ſubſiſte quelques heures après le lever du Soleil; s'il fait calme dans le reſte de la journée, on doit s'attendre à l'orage; les nuits calmes ſont marquées par une roſée abondante. Il n'y a point de conſtitution plus favorable à la ſanté des

Calme.

D iij

hommes & au progrès des productions de
la terre que celle où regne le *Calme* avec les
Vents particuliers dont je viens de parler.

A R T I C L E   V I.

Observation de l'état du Ciel.

Temps serein.   39. Les jours *sereins* n'ont lieu aux
Pays-Bas, que dans le temps des grandes
chaleurs & des grands froids. L'année
1776 est une de celles où l'on a observé
le plus de jours sereins ; j'en compte quarante-huit dans mes Tables Météorologiques, en prenant deux demi-jours réunis pour un jour ; le nombre ordinaire
des jours sereins, dans les Pays-Bas, est
trente ou quarante, *année commune* ; quand
cette constitution subsiste long-temps sans
variation, il s'ensuit une sécheresse considérable ; il s'est passé des années entieres
sans qu'on ait observé un seul jour entiérement *serein.*

Soleil,   40. L'état dominant du Ciel aux Pays-
Nuages.   Bas est celui où l'on voit en même-temps
le *Soleil* & des *nuages.* Telle est en géné

ral la conftitution de toutes les faifons, mais principalement du Printemps & de l'Eté; les nuages font la caufe de la variété continuelle de la conftitution; c'eft par eux que l'air fe renouvelle & fe purifie, & que le chaud & le froid fe fuccedent, fuivant qu'ils paroiffent ou difparoiffent, qu'ils fe répandent en vapeurs dans l'atmofphere, ou qu'ils fe précipitent en pluie.

41. Il faut diftinguer, parmi les nuages, ceux que la chaleur & l'affemblage d'une plus grande quantité de fluide électrique, rendent propres à occafionner des explofions, des chocs & des pluies, lefquels ont une grande influence fur les habitans de la terre & fur les productions deftinées à les nourrir. On appelle ceuxci, pour les diftinguer, *les orages ;* ils ont lieu dans les Pays-Bas, fur-tout au Printemps & dans le mois de Septembre. On compte environ douze orages, *année commune,* qui éclatent aux Pays-Bas; on en compte quelquefois dans le climat de Paris jufqu'à vingt.

42. Le nombre moyen des jours de *temps couvert,* furpaffe conftamment aux

Temps orageux.

Temps couvert.

D iv

Pays-Bas, celui des jours où le Soleil paroît, en la proportion de dix-neuf à seize ; cette différence sera encore plus grande si on comprend au nombre des jours de temps couvert, celui où ce sont les brouillards qui obscurcissent le Ciel.

Brouillards.
43. Les *brouillards* sont fréquens aux Pays-Bas ; on les voit quelquefois s'élever même au milieu du jour, sur-tout vers les ports de Mer, au grand étonnement des Etrangers qui ne sont pas accoutumés à cette observation. L'humidité qui résulte des *brouillards*, est presque toujours plus grande que celle qui est occasionnée par le temps couvert. Leur regne est au Printemps & en Automne ; en cette derniere saison, les brouillards sont ordinairement la constitution dominante.

44. J'ai donné le résultat des observations faites sur *la pluie.* (*Art. IV.*) Les jours de neige, de grêle, de tempête, sont, à peu de choses près, en même nombre aux Pays-Bas que ceux que l'on observe, *année commune*, dans le climat de Paris.

A R T I C L E V I I.

*CONCLUSION où l'on détermine quelle eft ,
année commune , la température la plus
ordinaire des faifons aux Pays-Bas.*

45. Pour déterminer quelle eft la température des faifons la plus commune aux
Pays-Bas, il fuffira de faire la récapitulation de ce qui a été expofé dans les Tables & les Réfultats précédens; on y trouve
trois objets à confidérer; 1°. le rapport
des Inftrumens Météorologiques; 2°. les
obfervations du Vent; 3°. celles de l'état
du Ciel.

46. Suivant le rapport du *Barométre* , la
conftitution de l'atmofphere des Pays-Bas
eft variable dans toutes les faifons ; les
variations dans la pefanteur de l'air , occupent principalement tout le Printemps,
tout l'Automne , la plus grande partie
de l'Hiver & environ la moitié de l'Eté ;
il peut auffi réfulter delà , que les variations du Barométre, n'ayant le plus fouvent lieu qu'en conféquence des vapeurs
aqueufes dont le mélange avec l'air di-

minue le poids de l'atmofphere , elles prouvent l'humidité du climat.

47. Le *Thermométre* démontre que le Printemps eft prefque toujours une efpece de deuxieme Hiver, qui dure quelquefois jufqu'en Juillet , & pendant lequel il gèle dans la plupart des nuits ; que l'Eté eft moins chaud que la même faifon dans la plupart des autres climats de l'Europe, & qu'il dure rarement plus de deux mois ; que l'Automne eft tempéré, fouvent très-chaud dans fon commencement & froid à la fin , & que l'Hiver eft toujours plus froid que dans les climats plus méridionaux ; d'où il réfulte que les trois-quarts au moins de l'année font plus froids que chauds dans les Pays-Bas. Le froid que l'on y reffent en Hiver, eft plus grand que le Thermomêtre ne paroît l'indiquer ; la raifon qui le rend plus piquant, démontre auffi l'humidité de l'atmofphere. (*Confe-ratur* 17).

48. Les obfervations de l'*Hygrométre* & de l'*Udométre* découvrent qu'aux Pays-Bas, à l'exception du temps des grandes

chaleurs, l'humidité eſt générale dans toutes les ſaiſons ; que dans le Printemps la
ſomme totale des degrés de ſéchereſſe, eſt
fort inférieure à celle des degrés d'humidité ; que dans l'Hiver celle-ci domine ,
& que dans l'Automne elle eſt exceſſive.

49. Par l'obſervation du *Vent*, on établit que les Vents dominans aux Pays-Bas,
ſont le Sud-Oueſt & le Nord ; celui-ci
froid & l'autre humide.

50. Il réſulte des obſervations ſur l'*état
du Ciel*, que le plus grand nombre des
jours d'une même conſtitution , pendant
trois ſaiſons, le Printemps, l'Automne &
l'Hiver, eſt celui des jours de *temps couvert*, ou chargé de nuages, & que ſouvent
la même conſtitution a lieu pendant la
plus grande partie de l'Eté ; à quoi il faut
ajouter les jours *d'orage* & de *brouillards*, ce
qui démontre une humidité preſque continuelle.

Il eſt donc déterminé que la tempé-
rature la plus ordinaire des ſaiſons aux
Pays-Bas, eſt VARIABLE , FROIDE &
HUMIDE.

N. B. *Mais ce n'est pas assez de connoître la température d'un climat pour déterminer quelles en sont les influences sur l'économie animale & végétale, & juger des suites fâcheuses que peuvent avoir les changemens notables dans cette température ; la constitution du sol & les tempéramens des habitans ont un rapport trop marqué avec la température, pour que l'on puisse déterminer les influences de celle-ci, sans avoir auparavant développé les qualités des autres. La nature des eaux doit être aussi connue, tant à l'égard de la vie que de la végétation ; les alimens, la manière de vivre, les professions les plus ordinaires, doivent aussi entrer en considération, lorsqu'on veut décider qu'un Peuple est sujet à telle ou telle influence de la température.*

OBSERVATIONS

Touchant différentes circonstances rélatives à la santé des Habitans des Pays-Bas.

51. LEs Pays-Bas sont assis sur un terrain gras, rougeâtre ou noirâtre, chargé de substances bitumineuses, & qui est très-fertile. M. *Pringle* en divise, avec raison, le sol en deux constitutions différentes ; l'une est celle de la partie élevée & séche, qui est en deçà de la ligne longitudinale du Sud-Ouest au Nord-Est, que décrivent la Lys & l'Escaut, du côté de l'Allemagne ; l'autre partie au delà de cette ligne du côté de la mer, est humide & marécageuse.

52. L'espace du sol compris dans la premiere division, est proprement la partie saine des Pays-Bas, qui contient le Brabant, le Haynaut, le Comté de Namur, l'Artois, le Cambrésis, & une partie du Pays de Liege ; la Flandre, la Hollande ,

la Zélande, & quelqu'autres Provinces occupent la partie mal-faine des Pays-Bas.
Il y a de plus, dans le Brabant, l'Artois, &c.
quelques lieux dont la difpofition particuliere rend le climat auffi mal-fain que
celui des dernieres Provinces que j'ai
nommées.

53. Les maladies dominantes relativement à la conftitution de l'air dans la
partie faine des Pays-Bas, font les maladies aigues, inflammatoires, catarrales &
éruptives, lefquelles participent, fuivant
certaines circonftances, aux maladies particulieres aux différentes conftitutions de
chaque faifon, & font rendues par-là épidémiques ; j'en parlerai ailleurs. L'autre
partie des Pays-Bas eft arrofée par plufieurs grandes rivieres qui fe jettent dans
l'Océan, & bordée par l'Océan lui-même
en plufieurs endroits de fes limites ; c'eft
pour cela que ces contrées font fujetes
aux inondations & aux marées, par le
moyen defquelles l'air chargé de particules aqueufes, y fait dominer les maladies
chroniques, telles que les hydropifies, la
cachexie, le fcorbut, les fievres intermit-

tentes. Une difpofition particuliere du fol de ces Provinces, contribue encore à augmenter le nombre de ces affections : ce font les amas d'eau qui féjournent fous la terre ; c'eft à ces eaux fouterraines que plufieurs obfervateurs ont attribué la caufe des fievres intermittentes, qui font en effet fi fréquentes aux Pays-Bas humides, qu'elles y font reconnues pour la maladie endémique dominante.

55. Nous apprenons des Auteurs, qu'autrefois les Pays-Bas étoient fort expofés aux effets de la putrefcence des fubftances répandues fur la terre, qui étoit alors couverte par des eaux dormantes & fuperflues à l'humectation des terres, ou bien que les parties graiffeufes du fol empêchoient d'y pénétrer, parce que ces eaux écoulées ou évaporées découvroient des amas de plantes & d'infectes à demi-pourris, qui exhaloient une odeur très-fétide. Tels font aujourd'hui feulement une partie de la Flandre Hollandoife & la Zélande, Provinces dans lefquelles les hommes font en effet le plus fujets à être affligés des maladies putrides. Dans la plupart des autres

endroits des Pays-Bas, l'induſtrie & les travaux des hommes ont procuré l'écoulement de ces eaux ; ils ont cultivé le terrain qui en étoit couvert avec le plus grand ſuccès, & ils ont par-là détruit les germes de la putréfaction qui infectoit fréquemment leur atmoſphere. On ne trouve plus dans le reſte des dix-ſept Provinces, que quelques marais qui ſont peu conſidérables ; les endroits qui les avoiſinent, comme *Furnes*, *Sluys*, *Grave*, *Middelbourg* & leurs environs, ſont plus mal-ſains que les autres lieux.

55. Il n'y a preſqu'aucune *montagne* dans les Pays-Bas ; il en réſulte le plus grand avantage pour la ſalubrité du climat, tant à l'égard des hommes que de la végétation : rien ne fait obſtacle à la libre circulation de l'air & à la prompte diſſipation des vapeurs qui y ſont mélangées ; les vents qui ſoufflent avec pleine liberté, les entraînent & les annihilent en peu de temps par une ample diſſolution.

56. Les *forêts* n'y ſont pas communes ; mais les plantations d'arbres qui enferment

ment

ment prefque chaque Village, chaque Mé-
tairie, font un obftacle à la circulation
de l'air, qui peut être préjudiciable, fur-
tout dans les endroits où la tranfpiration
des terres eft abondante & dans lefquels il
y a des fubftances fufceptibles de putridité. Les bois dans les endroits fecs, tels
que la premiere moitié des Pays-Bas, font
au contraire très-favorables, parce qu'ils
fervent à fixer l'humidité & le frais qui
font les qualités de l'air propres à faire
évanouir la difpofition aux maladies endémiques de ces contrées.

57. Je vais parler des *eaux* dont les Pays- Des Eaux.
Bas font arrofés ; on connoît aujourd'hui
l'importance de cet objet de l'hiftoire naturelle, & les avantages que plufieurs Gou-
vernemens ont retiré des recherches fur
ce fujet, auxquelles ils ont excité par des
encouragemens. Les analyfes que j'ai faites
des eaux qui arrofent les Pays-Bas (1),

(2) Cette partie du Mémoire que j'avois envoyé à l'Académie de Bruxelles, ayant été né-
gligée à caufe des limites étroites du temps fixé
pour le concours, je m'en fuis occupé depuis qu'il

prouvent qu'il y a dans cette partie de l'Europe, trois efpeces d'*eaux* différentes de l'eau commune, ou de l'eau du Ciel : l'eau des rivieres, celle des fources qui ont traverfé le fein des montagnes , & celle qui fe dépure des terres & s'amoncele dans les entrailles mêmes de la terre ou dans les lieux bas qui font à fa furface.

58. Ces trois efpeces d'eaux ne différent en péfanteur que de la diftance marquée par une ligne & demie d'élévation de l'Aréomêtre de M. *Baumé* ; les eaux fouterraines font les plus pefantes , celles des rivieres font les plus légeres , les autres foutiennent l'inftrument à peu près au terme moyen entre les points de la péfanteur des deux premieres ; la chaleur de ces trois efpeces d'eaux eft prefqu'auffi la même ; elle eft de fept à huit degrés du Thermomêtre de *Réaumur* dans les températures moyennes.

____

a été couronné , & j'ai penfé que cette Compagnie approuveroit une courte expofition ultérieure fur cet objet important.

59. Les eaux des *rivieres* des Pays-Bas, font, comme celles des rivieres en général, ici plus chargées, ailleurs moins, & participantes un peu dans chaque endroit à la nature du fol où elles ont leur lit. Aucune des rivieres de ces Pays ne coule fur du fable, elles ferpentent toutes fur un limon qui paroît bon à faire des tourbes; cela donne à l'eau un petit goût bourbeux que n'a pas celle qui parcourt le fol fabloneux de plufieurs autres contrées; au refte, ces eaux qui tantôt entraînent des fubftances étrangeres, tantôt dépofent leurs propres principes, felon que les terres qu'elles parcourent font diffolubles ou abforbantes, ne peuvent fournir des analyfes intéreffantes, rélativement à la fanté des Habitans des Pays-Bas. Voici ce qu'on découvre à ce fujet dans les eaux des deux autres efpeces.

60. Les eaux des *fontaines* des Pays-Bas, ou celles qui tirent leur origine du fein des montagnes, ne le cédent point, pour la qualité & le goût, aux meilleures eaux que l'on boit en Europe : telles font celles que l'on puife à la fource de la Cita-

delle de *Lille*, celles de la fontaine qui produit la *Scarpe* auprès d'*Aubigny* en Artois, & les fources que l'induftrie a conduit à la portée des Citoyens dans les puits de *Bruges* & dans les ouvrages qui embéliffent plufieurs grandes Villes des Pays-Bas, comme *Bruxelles*, *Louvain*, &c. ces eaux font claires, tranfparentes, fans odeur, d'une faveur agéable, & n'ont aucun arriere-goût. La diffolution d'argent par l'acide nitreux, y démontre l'acide vitriolique, l'huile de tartre par défaillance, un peu de fouffre, & l'évaporation, de la terre feulement, fans aucun fel.

61. Cette eau rapprochée à la dofe d'une once après une évaporation de douze pintes, n'a pas plus d'odeur ni de goût; elle ne change point la couleur du firop de violettes, & fon réfidu, après la ficcité, confifte purement & fimplement dans dix-huit grains d'une terre blanchâtre, infipide, qui, lavée dans le vinaigre diftilé, autant de fois qu'il en faut pour que le mêlange ne faffe plus effervefcence, & mife en évaporation lente, fe réduit en la fubftance faline qui eft le produit ordi-

naire de la combinaison des matieres calcaires avec les acides. J'ai reconnu dans
les Pays-Bas une autre espece d'eau de
fontaine qui contient du souffre & de l'alkali uni à la terre absorbante par l'inter-
mede de l'acide vitriolique, mais cette
eau y est rare; je me contente de la dési-
gner à ceux qui auroient envie de s'occuper dans la suite des différentes eaux
minérales de cette contrée.

62. Il y a une grande différence entre
les eaux des fontaines & celles qui se
trouvent dans les lieux bas & souterrains
où elles forment des *marais*, des *mares*, &
où elles approvisionnent des *citernes* & des
puits. Cette derniere espece d'eau est pour
l'ordinaire un peu rousfâtre, quoiqu'assez
transparente; on croit lui trouver une
odeur bourbeuse, elle a une faveur fade
très-distincte, elle dépose un limon jaune;
le savon ne s'y dissout point, elle verdit
le sirop de violettes, & fait avec les acides, une effervescence d'autant plus forte,
que le volume en est plus diminué par
l'évaporation; elle se trouble entiérement
& devient laiteuse par l'addition de six gou-

tes de diſſolution d'argent par l'acide nitreux, à quatre onces d'eau , & il ſe forme
le précipité ordinaire de ſel marin , qui
eſt aſſez abondant. La même turbulence
eſt l'effet de l'infuſion de l'huile de tartre
par défaillance , puis il ſe détermine un
ſuſpenſum blanc qui deſcend peu à peu au
fond du vaſe où la couleur du *ſuſpenſum*
eſt d'un jaune d'or , ce qui prouve la
préſence du ſouffre ou de la partie ſulphu-
reuſe d'un bitume.

63. Cette eau réduite à ſix onces après
l'évaporation de douze pintes , a une ſa-
veur amere & très-fade , & procure , après
la ſiccité, quarante-quatre grains d'un réſidu jaunâtre , amer , ſalé , & où rien ne
ſe criſtalliſe ; ayant délayé ce réſidu dans
un peu de la même eau tiede, & filtré ce
mêlange par le papier gris, j'ai eu une eau
jaune, ſalée, qui, évaporée à ſiccité, a
laiſſé attaché au vaſe une matiere jaunâtre, graſſe au toucher, d'une odeur qui
m'a frappé par ſa reſſemblance à celle de
l'opium, d'un goût très-amer & enſuite
fort ſtiptique, dans laquelle il n'y avoit
point de criſtaux, & qui peſoit dix grains :

cette fubftance s'eft diffoute en partie dans
l'huile & l'efprit de vin, comme les bitumes, & s'eft fondue comme eux fur le
feu, mais en fe bourfouflant.

64. Ayant fait diffoudre une dofe femblable de ce réfidu dans de l'efprit de vin,
puis évaporer lentement, il eft refté fur
le filtre des criftaux en aiguilles, qui ont
précipité la diffolution d'argent en l'une
cornée, & un limon toujours ftiptique,
qui, placé fur un fer rouge, s'eft exalé
d'abord en partie, fous la forme d'une fumée brune & odorante comme celle des
bitumes, & enfuite s'eft bourfouflé, puis
eft refté long-temps liquide & blanc comme fait l'alun, & enfuite s'eft durci & m'a
donné quatre grains d'alun calciné. Ce qui
étoit refté fur le verre, confiftoit en vingt-
quatre grains d'une fubftance grife, qui a
donné tous les réfultats ordinaires de la
combinaifon des terres calcaires.

65. Il réfulte de ces deux analyfes que les
eaux qui font le fujet de la premiere, ou
l'eau des fontaines des Pays-Bas, contient
l'acide vitriolique & un peu de fouffre &
de terre calcaire; c'eft l'eau la plus pure

que l'on puisse trouver, la plus agréable à boire & la plus salutaire ; elle convient pour tous les usages de la vie, & mérite à leur égard toute sorte de préférence. Elle se trouve la même dans beaucoup de puits, dans quelques-uns desquels cependant j'ai remarqué que l'eau avoit contracté de plus quelqu'alliance avec la sélénite ; il y a dans la composition des eaux qui sourdent dans les entrailles profondes de la terre, de l'alkali fixe à base de sel marin, de l'alun, du bitume & de la terre calcaire ; celle-ci est indigeste & ne convient en aucune façon pour la cuisine ; elle peut donner naissance à plusieurs maladies chroniques parmi les Habitans de quelques endroits des Pays-Bas, qui n'ont aucun moyen de se procurer d'autre eau.

Des tempéramens des Habitans des Pays-Bas.

66. D'après un calcul fondé sur la plus exacte observation, il est de fait qu'aux Pays-Bas, le nombre des personnes du *tempérament* phlegmatique ou pituiteux, est égal à celui du reste des Habitans qui font des trois autres tempéramens ; de ce tempérament sont la plupart des fem-

mes & des hommes fédentaires qui habitent les Villes; le tempérament fanguin eſt ordinairement celui des. jeunes gens des deux fexes depuis leur quatorzieme à leur vingt-cinquieme année; ce tempérament change chez les Habitans des Pays-Bas plutôt que dans d'autres climats; il fe conſerve dans la quatrieme partie des fujets ou environ; il eſt principalement celui des gens de la Campagne. Les tempéramens *bilieux*, dans l'âge mûr, font à peu près dans la même proportion; les *mélancoliques* font plus rares.

67. Telle eſt donc la conſtitution générale des Habitans des Pays-Bas, que le tempérament *phlegmatique* eſt le tempérament dominant, & que les trois autres tempéramens, le *fanguin*, le *bilieux* & le *mélancolique* y font enfemble dans une proportion égale au premier ; de forte qu'on doit divifer leurs tempéramens en deux claſſes égales ; celle du tempérament *humide* ou *phlegmatique* , & celle du tempérament *fec*, qui fera compofée des trois autres tempéramens. D'un côté l'embonpoint des fujets, leur blan-

cheur, leur foibleſſe, leur froideur ; &
de l'autre, la maigreur, la chaleur, la vivacité, la virilité, ſont les principaux
caracteres qui diſtinguent ces deux genres de tempéramens, dont on trouve les
eſpeces décrites en mille endroits.

68. A meſure que l'on approche davantage des confins maritimes des Pays-
Bas, les tempéramens *phlegmatiques* ſont
plus nombreux, & les autres à meſure
qu'on s'éloigne des mêmes endroits : il y
a auſſi des lieux particuliers, où par rapport à leur ſituation ſeule, abſtraction
faite de la diſtance où ils ſont de la mer,
les tempéramens *ſecs* ou *humides* ſont plus
communs ; tout cela eſt l'effet naturel de
la conſtitution VARIABLE, FROIDE &
HUMIDE, qui eſt la plus ordinaire des
ſaiſons aux Pays-Bas.

69. Les principaux *alimens* dont on uſe
aux Pays-Bas, ſont très-ſalubres : le pain,
la viande de Boucherie, la volaille, le gi-
bier, les légumes ſont de la meilleure qualité ; il n'en eſt pas de même du *poiſſon*
de mer que l'on y aime beaucoup, &
qui n'eſt bon, à proprement parler, que

dans les endroits voifins des pêcheries ; il fe corrompt le plus fouvent en partie dans le tranfport qu'on en fait loin des ports ; alors il eft moins une nouriture qu'un poifon. Les perfonnes empreffées à profiter du prix médiocre du poiffon à demi corrompu, en feroient bien plus fouvent incommodées, fi, dans la plupart des Villes où on l'expofe en vente, une fage précaution de la police n'obligeoit à féparer le bon du mauvais, & fouvent à jetter celui-ci à la voirie. Plufieurs autres alimens dont les Habitans des Pays-Bas font fort avides, font propres à favorifer parmi eux l'affluence des maladies ; les viandes & les poiffons falés & fumés, tels que les pieces de bœuf, les harengs, les jambons, les fromages préparés différemment pour exciter l'appétit, en font des caufes acceffoires.

70. Différens abus introduits parmi les Habitans des Pays-Bas, ne font pas moins propres à fomenter la difpofition aux maladies endémiques, & à en occafionner de particulieres auffi graves ; un des principaux confifte dans l'ufage des *liqueurs fpi-*

ritueuses ; pourquoi faut-il que ce soit un malheur attaché à l'humanité, de faire dégénérer en abus les objets dans lesquels un usage modéré auroit fait trouver des avantages ? Tel a été le sort de cette liqueur brûlante, appellée *eau-de-vie*, & que l'on a nommée de nos jours, avec plus de raison, *eau de mort*, qui ne se trouvoit chez les anciens, que dans les pharmacies, pour être employée sur les plaies & les contusions, & avec laquelle on s'est tellement familiarisé, que plusieurs personnes en font, pour ainsi dire, une boisson ordinaire, & que des femmes mêmes, qui sembleroient ne devoir point oser l'approcher de leur palais, la boivent sans repugnance, & le croira-t-on ? avec plaisir. Il est vrai que si nous en croyons un Observateur très-recommandable, quoiqu'il passe pour avoir écrit avec quelque partialité sur cette matiere, l'usage des liqueurs spiritueuses doit entrer dans le régime de la santé des Habitans des Pays-Bays (1). J'aurai lieu de traiter cette

____

(1) M. Daignan, Médecin des Armées, rési-

partie de l'higienne dans la suite de cet Ouvrage.

72. On ne doit pas moins condamner l'ufage des *boiffons théiformes* ; ces infufions, peut-être efficaces dans quelques incommodités, comme lorfqu'il s'agit de nétoyer l'eftomac par des breuvages légérement ftimulans, deviennent, par l'abus qu'on en fait, des relâchans très-nuifibles, & qui ne peuvent que concourir, avec l'humidité de l'atmofphere , qui relâche l'extérieur du corps, à jetter les folides dans l'affaiffement & la langueur. L'obfervation a prouvé que l'abus du *thé* eft particuliérement nuifible à la poitrine.

72. J'avouerai que fi quelqu'une des erreurs dans la maniere de vivre, eft excufable aux Pays-Bas , c'eft l'ufage du *café* ; cette décoction accréditée fans doute plutôt par le luxe que par aucune faveur attrayante, eft un fort bon tonique pour l'eftomac & un digef-

___

dant à Bergues : *Mémoire fur les effets falutaires de l'eau-de-vie de génievre dans les Pays-Bas ,* &c.

tif recommandable. On remarque qu'il éveille les esprits & excite l'enjouement, mais dans le temps de sa premiere action seulement, savoir, tandis qu'il agit sur l'estomac; ainsi il seroit aisé d'en user utilement, en le prenant à petite dose, & lorsque la digestion a besoin de ce secours; car lorsque la décoction du café a développé dans le sang sa vertu échauffante & soporative, que l'expérience ne laisse pas méconnoître, il occasionne des palpitations, des lassitudes, la nonchalance, un assoupissement brutal, une espece de stupidité : ces maux sont considérables dans les personnes esclaves de l'habitude de prendre du café. La maigreur, la flétrissure, la stérilité, suivant la remarque de *Hecquet*, quelques maladies des nouvelles acouchées, selon *Hoffmann*, sont les effets de l'influence de cette boisson sur les personnes du sexe.

73. Une autre erreur répréhensible dans la maniere de vivre des Habitans des Pays-Bas, est l'habitude où sont les gens du commun de passer les après-midi à boire, & à fumer du tabac; ce n'est pas ici le

lieu d'examiner fi cet amufement eft con-
forme à la bienféance & à l'efprit de fo-
ciété qui tend à rendre les hommes ai-
mables, j'obferverai feulement que fi les
cafés, les cabarets, les tabagies, ne font
point profcrits par le gouvernement, il
devroit au moins y avoir des réglemens
capables de prévenir les fuites fâcheufes
de certaines *boiffons* qui fe débitent dans
ces lieux publics, telles que de la *biere
éclaircie avec la chaux*, ou des *vins con-
trefaits* ou *frélatés avec la litharge*, & qui
font de véritables poifons.

74. Pour la *fumée de tabac*, dont les
Habitans des Pays-Bas font le plus fol
excès, n'a-t-on pas les plus grandes raifons d'être perfuadé que les avantages
qui peuvent en réfulter, font très-infé-
rieurs aux maux qu'elle occafionne? Elle
fait perdre l'appétit; c'eft à cette décou-
verte que cette plante a dû fa premiere
vogue, parmi les Indiens, qui ne l'em-
ployoient que parce qu'ils l'avoient re-
connue pour un antidote contre la faim;
elle caufe des gonflemens d'eftomac, des
tremblemens de membres, des douleurs

de tête ; elle rend le teint blême , mine le corps & le ruine, desséche le cerveau, rend les poumons flasques , raccornis , inhabiles à chasser l'air , & conduit insensiblement au marasme.

Des professions.

75. En divisant les Habitans des Pays-Bas, comme on a coutume de diviser ceux de tous les pays, en trois classes, savoir les *Gens riches* ou aisés, les *Artisans* & les *Pauvres*, on trouve que les premiers & les derniers sont sujets particuliérement aux maladies que la vie oisive & sédentaire peut occasionner, c'est-à-dire, auxquelles le corps humain est plus disposé par le défaut d'exercice & de changement de lieu. On doit ajouter aux causes des maladies des riches, la bonne chere & les autres plaisirs, & aux causes de celles des pauvres, la mauvaise nouriture & la malpropreté.

76. La classe des *Artisans* est la plus nombreuse : les Artisans de la Campagne sont dans les Pays-Bas ceux qui jouissent de la meilleure santé ; avantage qu'ils doivent en partie à la fertilité des terres , qui ne permet pas d'être long-temps sans

travailler

travailler à l'agriculture. Une partie des Artifans des Villes, & fur-tout ceux qui travaillent au grand air, trouvent, ainfi que les Laboureurs, dans l'exercice qu'ils fe donnent tous les jours, l'antidote de beaucoup de maladies qui menacent habituellement les Artifans fédentaires. Les autres Artifans des Villes qui s'occupent à des ouvrages qui n'exigent point l'exercice du corps, joignent à la difpofition aux maladies caufées par l'oifiveté, celle qui provient des mauvais alimens & du défaut de propreté qu'ils ont fouvent de commun avec les pauvres. Si l'on confidere que les Pays-Bas font peut-être celuï de tous les pays connus, où, proportion gardée, il y a le plus grand nombre de Villes, & que, dans les Villes, il n'y a point de Laboureurs & beaucoup moins d'Artifans qui travaillent à l'air libre que d'autres, on n'aura pas de peine à accorder que la claffe des *Artifans fédentaires*, eft celle des citoyens la plus nombreufe, & par conféquent celle qui fournit le plus de malades.

77. Parmi ces Artifans, quelques-uns

font sujets à des maladies particulieres qui font attachées à leur profeſſion ; les principales font celles qui attaquent les Ouvriers des mines de charbon & des tourbieres, les Mariniers, les Pêcheurs & les perſonnes du ſexe dont l'occupation eſt de filer la laine & le lin ou de faire de la dentelle. Celles des premiers procédent des exhalaiſons des lieux qu'ils fréquentent; les autres font le partage d'un grand nombre d'Habitans qui ſubſiſtent de leur travail ſur les eaux : on convient qu'il n'y a preſqu'aucun pays de l'Europe qui occupe, à proportion, autant de Marins que les Pays-Bas ; & la marine & la pêche font des occupations auxquelles les hommes s'adonnent le moins impunément. Une infinité de maladies qui font les ſuites de ces influences, ont pour degré principal les *fievres putrides* & *malignes*, appellées par d'autres *bilieuſes*, les *fievres intermittentes* & le *ſcorbut.*

78. De toutes les maladies qui ont rapport aux profeſſions des Habitans des Pays-Bas, les plus communes font celles de poitrine & d'eſtomac ; ces maladies af-

fectent particuliérement les femmes; elles dépendent en partie de la constitution humide de l'atmosphere qui relâche ces organes; mais le défaut d'exercice & le genre d'occupations de la plupart d'entr'elles, doivent être regardés comme les principales caufes de ces maux; car on obferve que les femmes de la Campagne qui ne travaillent qu'à l'agriculture en font exemptes. Le *filage de la laine* & *du lin*, & *la façon des dentelles*, font l'occupation de prefque toutes les femmes qui habitent les Villes & de beaucoup de celles qui habitent les Campagnes : le peu d'exercice du corps retient en elles la tranfpiration; l'attitude qu'elles font obligées de garder pendant le travail, contribue encore davantage à leur déranger la poitrine & l'eftomac; les *Dentellieres*, fur-tout, dont le métier exige qu'elles foient toujours courbées, s'en plaignent ordinairement, parce que ces parties effentielles fe trouvent dans une gêne continuelle, ce qu'elles éprouvent dès l'enfance & pendant la plus grande partie de leur vie, puifque ces ouvrieres font obligées de travailler au moins dix heures par jour, pour retirer un gain capable de fubvenir à leurs petits befoins. Ce métier eft fi pernicieux pour la fanté de ce fexe délicat, qu'on voit la plupart des jeunes filles arrivées à l'âge de l'enjouement & des plaifirs, le paffer fans gaieté, & perdre en peu de temps la fraîcheur de leur teint, l'éclat de leur coloris & la vigueur de leur tempéra-ment, fouvent être attaquées d'une toux feche, prefque continuelle, fe plain-dre de douleurs fur le fternum & le long des côtes, être vivement oppreffées, manquer d'appétit, & tomber enfin dans *l'étifie.*

79. Je dirai ici en paffant au fujet des maux qui attaquent particuliérement les ouvrieres en dentelles, defquels je n'au-rai à faire mention dans aucun des articles qui concernent les influences de la conf-titution de l'air, qu'il leur feroit facile de travailler dans une pofture plus com-mode & moins dangereufe pour leur fanté. On s'eft déja plufieurs fois récrié fans fuccès contre les dangers de leur atti-tude; il feroit cependant à défirer qu'on

fit plus d'attention aux vérités écrites fur
ce fujet, & qu'on fe fervit d'un moyen
que le Pere *Cotte* a propofé dans fon *Traité
de Météorologie*, pour éviter de rendre les
enfans victimes précoces de la même erreur ; ce feroit de les accoutumer de
bonne heure à travailler fur des métiers
élevés, & qu'on éleveroit à mefure qu'ils
grandiroient.

80. Les maux qui réfultent de l'occupation des Habitans des Pays-Bas, ne fe bor-
nent point à celles qui les éprouvent :
ils s'étendent fur leur progéniture, &
ménacent la nation de quelque ruine. En
effet, la plupart de ces femmes donnent
naiffance à des enfans très-foibles, ce qui
eft une conféquence néceffaire de l'affec-
tion de l'eftomac, l'un des principaux organes d'où dépend une geftation heureufe.
Les enfans font communément d'abord
gros & gras, mais leur embonpoint ne
fe foutient pas : on découvre en eux
le même vice d'organe, que dans les
meres, auffi-tôt que l'âge a fait évanouir
l'enveloppe peu folide des graiffes ; auffi
arrive-t-il qu'une grande partie de ceux qui

naiſſent aux Pays-Bas, ne jouiſſent de la ſanté que pendant deux ou trois ans, après leſquels ils ſont fréquemment attaqués de la noueure, du careau & de pluſieurs autres maladies qui en ſont périr un grand nombre, avant qu'ils aient atteint leur ſeptieme année.

N. B. Ces Obſervations qui auront peut-être paru longues, étoient indiſpenſables ; & l'on en conviendra, ſi l'on ſe rappelle ces concluſions & pluſieurs autres qui ſe trouvent dans différens endroits du Recueil d'Obſervations *de l'illuſtre M.* Richard.

1. Souvent on obſerve que les maladies ne dépendent point des conſtitutions actuelles ou précédentes des temps, & ſont produites par des cauſes étrangeres.

2. Que la diverſité des tempéramens, l'âge, le ſexe, la maniere de vivre, les circonſtances de la vie, modifient les cauſes de maladies, de façon qu'elles les rendent quelquefois plus actives, & que d'autres fois elles énervent & détournent leur action.

3. Que les alimens & les boiſſons concourrent fréquemment par leur mauvaiſe qualité à la production de différentes maladies.

4. *Que les principes qui s'exhalent abondamment du sol, des eaux & de différentes substances, & sont soutenues dans l'air, étant susceptibles d'une infinité de combinaisons, doivent produire des résultats également variés & capables d'irriter & d'amortir l'action des causes morbifiques.*

5. *Que ces causes agissant seules, ou plusieurs ensemble, avec plus ou moins de force dans les différentes saisons & sur différens individus, éprouvent des combinaisons qui modifient diversement les nuances & les aspects des maladies identiques ; ce qui oblige les Médecins à en varier le traitement d'une saison à l'autre ; de sorte qu'on impute quelquefois à des causes éloignées & extraordinaires, des maladies qui, bénignes dans leurs principes, ne contractent un caractere dangereux, que par les fautes du régime & du traitement que ces observations particulieres auroient exigé.*

Fin de la premiere Partie.

MÉTÉOROLOGIE
APPLIQUÉE
A LA MÉDECINE.

SECONDE PARTIE.

Quelles font les influences de la température la plus ordinaire des faifons aux Pays-Bas fur l'économie animale, & les fuites fâcheufes que peuvent avoir des changemens notables dans cette température ?

PRÉLIMINAIRES.

I. ON convient généralement que la fource de la plupart des maladies épidémiques exifte dans l'air, mais on eft en même temps obligé d'avouer que les difpofitions, ou les propriétés de l'air que

l'on nomme communément *ses constitutions*, qui occasionnent ces maladies, sont
très-peu connues ; cependant il ne faut,
pour parvenir à les connoître , qu'employer une combinaison exacte & soute-
nue des différentes constitutions de l'atmosphere avec les maladies regnantes pendant ou après chaque constitution. *Hypocrate* , *Sydenham* , *Hoffmann* , *Richard* ,
l'Epecq de la Cloture , & les Membres de
la *Société Royale de Médecine* , ont recommandé & donné l'exemple de s'appliquer à ces combinaisons, & ils promet-
tent aux Médecins d'autant plus de succès
dans la pratique , qu'ils auront porté plus
loin les connoissances qui doivent en ré-
sulter.

II. Ces considérations m'ont persuadé
que l'unique moyen d'assurer mes pas dans
la carriere que j'avois à parcourir pour
aller à la solution de la deuxieme question proposée par *l'Académie de Bruxelles*, étoit de me faire un appui des combinaisons dont je viens de parler ; pour
cela je recueillis d'abord presque toutes
les observations connues sur les maladies

épidémiques , à commencer par les *épidémiques* d'Hypocrate : un fonds riche étoit
bien propre à feconder mes vues, mais
je n'en retirai pas tout le fruit que j'avois
efpéré, parce que je n'avois pas les Obfervations Météorologiques contemporaines
de toutes les épidémies que j'avois raffem-
blées. Le recueil que j'ai fait de celles-ci, ne
comprend que les vingt ou vingt-une dernieres années, depuis lefquelles les Sociétés
favantes ont célébré l'utilité de ces obfervations, & pendant lefquelles les gouver-
nemens s'en font occupés & les Souverains
ont daigné y encourager.

III. Auffi les épidémies qui ont régné
pendant cet intervalle font-elles les feules que j'aie pu faire fervir à mes combinaifons : j'ai dreffé des tables dans lefquelles j'ai rangé d'un côté les maladies,
& de l'autre l'état de l'atmofphere qui
avoit été obfervé dans le temps de l'invafion de chacune d'elles ; après avoir
combiné ces deux corps d'ouvrages entr'eux, j'ai mis chaque maladie avec la
conftitution de l'atmofphere contempo-

raine de fon invafion ; enfuite j'ai claffé ces divifions fous différens chefs, fuivant le type de la maladie & le génie de la conftitution dans laquelle elle avoit régné.

IV. Le travail de cette diftribution qui a été long & pénible, ne me détournoit pas encore évidemment des erreurs que j'aurois pu commettre, dans le choix de la propriété pofitive de l'atmofphere qui avoit donné lieu aux maladies épidémiques dans telles ou telles conftitutions. Voici comment je parvins à m'en garantir ; j'écartai de chaque conftitution les circonftances de la température ordinaire au climat & à la faifon, & je ne fis mention que de celles qui avoient été marquées par l'état extraordinaire des inftrumens que l'on a coutume d'employer pour mefurer chacune de ces propriétés : par exemple, je plaçai la chaleur à côté des maladies qui avoient régné épidémiquement pendant ou après l'influence de cette propriété de l'air , lorfque les autres propriétés de cet élément avoient été marquées par la hauteur moyenne ou environ du Baromêtre, de l'Hygromètre, &c. & que l'élévation du *Thermométre* avoit été la feule circonftance extraordinaire, contemporaine ou antécédente des dérangemens de la fanté qu'on avoit obfervés. J'en ufai de même à l'égard de toutes les températures, pendant lefquelles ou après lefquelles il y avoit eu des maladies épidémiques. Je portai le fcrupule dans ce travail jufqu'à n'admettre dans chaque ferie des maladies que j'avois lieu d'attribuer à une des propriétés de l'atmofphere, que celles qui ne s'étoient jamais préfentées fans que cette même propriété eût été ou fût actuellement la feule dominante.

V. De cette maniere je trouvai qu'il y a autant de genres de maladies épidémiques que de moyens dont l'atmofphere peut contracter quelques difpofitions extraordinaires, & que l'atmofphere peut contracter autant de ces difpofitions qu'elle a de propriétés. Voici en peu de mots mes réfultats :

Les propriétés de l'atmofphere font *la gravité* & *l'élaficité*, ou les variations de fa pefanteur ; *la chaleur* & *la froideur*, ou les changemens de la température ; *la fé-cheresse & l'humidité*, ou les différentes pro-portions des vapeurs aqueufes qui font en diffolution dans l'air , & les *altérations* de cet élément ; fous la dénomination des altérations de l'air , doivent être com-pris les changemens qui lui arrivent par la préfence des *miafmes* ou des germes putrides & peftilentiels , par l'influence des *pluies* & des *vents* , par l'abondance & le défaut *de la matiere électrique* , & par le mêlange des *vapeurs tranfpirées de la terre.*

VI. Ces différentes propriétés de l'at-mofphere qui font autant de difpofitions deftinées à la confervation de l'efpece hu-maine & de tout ce qui exifte fur la fur-face du globe terreftre , font , comme tou-tes les chofes naturelles , fujetes à des va-riations par le moyen defquelles l'écono-mie animale éprouve une infinité de dé-rangemens fenfibles & dangereux. Ces va-riations font évidentes par les inftrumens météorologiques ; il eft inutile de dire rien de particulier fur la nature de ces inftru-mens , dans cet ouvrage qui en fuppofe une entiere connoiffance; ceux qui auront befoin d'éclairciffemens fur ce fujet, pourront confulter l'excellent *Traité de Météorologie* du Pere *Cotte.*

VII. Le Baromêtre marque les degrés de péfanteur de l'atmofphere ; l'atmofphere agit par fa preffion ou fon élafticité, ou plus fimplement par fon *excès de pefanteur* & *fon excès de légéreté*, fur l'économie animale, & donne lieu à des accidens dont je démontrerai la réalité par une infinité d'obfervations ; mais je ne puis me rien permettre fur leur théorie, dans ces Mémoires, defquels je fuis obligé, pour remplir les vues de l'Académie, d'écarter toute expofition hypotétique ; je renvoie pour cela à un ouvrage auquel je travaille fur cette queftion phyfique-médicale, intéreffante & vraiment neuve pour la plupart des Médecins : *Quelles font les influencesde l'excès de légéreté & de pefanteur de l'atmofphere fur l'économie animale ?*

VIII. Le Thermomêtre indique les degrés de chaleur de l'atmofphere. Il y a trois difpofitions de l'atmofphere relatives à la chaleur, propres à caufer des maladies : celle où le mercure du Thermomêtre indique un excès de *chaleur*, celle où il marque un *excès de froideur*, & celle par laquelle cet inftrument défigne le *changement rapide de l'une de ces températures en la température contraire*. Il y a de même trois genres de maladies qu'il faut rapporter à chacune de ces difpofitions ; les conféquences que j'ai tirées des combinaifons de ces influences, font appuyées fur un nombre de faits infinis.

Variations de l'humidité.

IX. Les combinaifons que j'ai faites des maladies épidémiques avec *les excès de féchereffe & d'humidité* marqués par les obfervations de l'Hygromêtre, paroiffent offrir des réfultats moins fûrs que ceux dont j'ai parlé dans les deux paragraphes précédens, parce que les Obfervateurs ont employé pour Hygromêtres des machines qui n'étoient pas comparables ; cependant leurs obfervations n'en font pas moins utiles ; d'ailleurs j'ai eu lieu de rectifier ces obfervations, par le moyen de celles que m'a procurées

rées le nouvel Hygromêtre dont je me fers (*Conf.* 21 *& le Traité fuivant*). La féchereffe & l'humidité font deux propriétés de l'air inféparables l'une ou l'autre, dans l'atmofphere, non feulement de toutes les faifons, mais encore de toutes les autres propriétés de l'air qui dominent dans chaque faifon. Le froid ne permet pas à l'atmofphere d'être feche ; quelque foit la féchereffe de l'atmofphere dans le temps froid, elle n'eft jamais, comme il eft démontré par l'Hygromêtre, qu'une humidité un peu moindre ; ainfi la féchereffe & l'humidité, fuivant qu'elles font combinées avec les autres propriétés de l'atmofphere, changent le type des maladies propres à la conftitution, & ajoutent ou retranchent à leur intenfité.

X. *Les altérations de l'air par le moyen des miafmes* répandus dans l'atmofphere, n'ayant point été connues jufqu'à préfent par l'expreffion de quelqu'inftrument tel que celui que M. *Fontana* a propofé pour mefurer la falubrité de l'air, j'ai été obligé d'employer, pour former la claffe des ma-

Altérations de l'air par le moyen des miafmes.

ladies qui font les fuites de ce genre d'influences , une combinaifon de la chaleur
& de la froideur agiffantes conjointement
avec la féchereffe & l'humidité ; ceux qui
voudront s'adonner à cette efpece de
combinaifon , feront furpris d'en trouver
les réfultats auffi vrais , pour ainfi dire ,
que s'ils avoient été calculés fur les indications de l'inftrument propofé par M.
Fontana ; au refte , les maladies qui font
les fuites de ces influences , ont un type
particulier qui permet rarement de les
confondre avec celles qui procédent de
l'influence des autres propriétés de l'atmofphere.

Par la pluie. XI. On verra dans *le Traité* fuivant
d'un nouvel Hygrométre , que le temps
de la *pluie* qui paffe aux yeux de tout le
monde pour le plus grand état de l'humidité de l'atmofphere , n'eft pas ordinairement celui qui occafionne le plus grand
abaiffement de cet inftrument , c'eft-à-dire
où l'humidité eft la plus confidérable ;
mais la durée des *pluies* donne lieu à l'extrême humidité , laquelle eft alors caufée ,
moins par les eaux qui tombent , que par

les vapeurs qui s'élevent de la terre hu-
mectée par les eaux ; une conſtitution épidémique particuliere eſt la ſuite de cette
influence.

XII. Les *Vents* influent ſur les maladies Par les Vents
dans preſque toutes les conſtitutions, en
ce qu'ils ſont, pour ainſi dire, les agens
de ces conſtitutions ; mais les maladies auxquelles ils donnent particuliérement lieu,
ſont le propre des conſtitutions humide &
ſéche, dans leſquelles on voit, ſuivant la
véhémence ou la durée, ou le défaut des
Vents, les maladies augmenter, ou diminuer d'intenſité, ou ceſſer, ou ne faire que
changer. Ce qu'il y a de plus remarquable
dans ce qui concerne l'influence des *Vents*
ſur l'économie animale, c'eſt leur propriété rélative aux altérations miaſmatiques de l'air, par rapport aux dangers de
la contagion.

XIII. Nous n'avons juſqu'à préſent Par le fluide
aucune obſervation touchant le rapport électrique.
des maladies épidémiques avec la *matiere
électrique* répandue dans l'atmoſphere &
dans nos corps ; il paroît que cette ſubſtance, dont on connoît l'influence univer-

felle fur l'économie de l'univers, doit dif-
pofer les hommes à différentes maladies
felon fa quantité, ou fa plus ou moins
grande activité dans leurs organes ; mais
les conféquences ne peuvent s'élever que
de la bafe des obfervations ; & n'ayant
trouvé aucune obfervation fur l'influence
évidente de la *matiere électrique*, je n'ai
pu combiner les maladies qui en font
les fuites ; je me bonerai à établir quelques principes généraux fur ce fujet, en
attendant les lumierès que l'*Académie de
Lyon* doit y répandre, par la folution
qu'elle a demandée de cette queftion :
*Quelles font les maladies qui procédent
de la plus ou moins grande quantité du
fluide électrique du corps humain, & quels
font les moyens de remédier aux unes & aux
autres ?*

Par les va-
peurs tranfpi-
rées de la
terre.

XIV. D'autres maladies épidémiques
fur lefquelles nous avons peu de con-
noiffances, font celles qui me paroiffent
provenir des *altérations de l'air par le
moyen des vapeurs tranfpirées de la terre.*
L'Automne & le Printemps, mais plus
fouvent la premiere faifon, font les temps

où la terre éprouve le plus abondamment cette évacuation , & où on obferve ef-fectivement les maladies que·j'attribue à cette influence.

XV. Pour *marquer* donc *les influences de la température la plus ordinaire des faifons aux Pays-Bas ,* favoir , VARIABLE , FROIDE ET HUMIDE *fur l'économie animale , & les fuites fâcheufes que peuvent avoir des changemens notables dans cette température ;* je dois confidérer , 1°. l'ex-cès de légéreté de l'atmofphere ; 2°. fon excès de pefanteur ; 3°. la chaleur de l'air ; 4°. la froideur ; 5°. les variations de la température ; 6°. la féchereffe ; 7°. l'hu-midité ; 8°. 9°. ces deux dernieres pro-priétés régnant avec le chaud & le froid ; 10°. les miafmes ; 11°. la pluie ; 12°. les vents ; 13°. la plus ou moins grande quantité du fluide électrique ; 14°. enfin les vapeurs tranfpirées de la terre.

XVI. Je diviferai ces matieres en au-tant de Chapitres qu'elles préfentent de chefs ; dans le premier Chapitre je trai-terai les changemens notables du *poids*

de l'atmosphere ; les changemens de la *chaleur* feront la matiere du fecond Chapitre;
le troifieme aura pour objet les changemens de *l'humidité* ; & les *altérations de
l'air* feront le fujet du quatrieme. Chaque Chapitre fera fub-divifé en autant de
paragraphes que les fujets exigeront de
diftinctions pour être bien développés ;
afin d'éviter les redites, je placerai dans
les mêmes paragraphes, ce qui concer-
nera les fuites fâcheufes de chacune de
ces influences. Je réferve pour une troifieme queftion, la partie thérapentique
de cet Ouvrage, ou l'expofition des
moyens qu'il y a d'obvier aux accidens
dont j'aurai fait mention dans celle-ci.

CHAPITRE PREMIER.

Des changemens Notables dans le poids de l'atmofphere.

81. Voici les réfultats de mes Tables combinées touchant les changemens notables du poids de l'atmofphere, & les maladies qui en ont été les fuites dans les Pays-Bas; l'Académie de Bruxelles qui a vu ces Tables, me faura gré, fans doute, de les avoir mifes ici en difcours pour leur donner plus de clarté aux yeux de tout le monde.

1ere. *Obfervation.* En 1757, au mois de Novembre, après une defcente du mercure dans le Baromêtre de quinze lignes, il y eût aux Pays-Bas des *morts fubites.* On obferva les mêmes accidens en Décembre, après un abaiffement de cet inftrument de douze lignes.

2e. Au mois d'Octobre 1759, la colonne de mercure ayant varié dans le Baromêtre de quinze lignes, M. BOUCHER, (1)

Suites fâcheufes de l'excès de légéreté de l'atmofphere.

---

(1) La plupart des obfervations fuivantes font tirées des *Journaux de Médecine.*

Médecin de Lille, rapporta » qu'il y avoit
» eu ce mois bon nombre d'*apoplexies* &
» de *morts subites*, les unes causées par ce
» qu'on appelle coup de sang, &c. «

3e. *Observation*. Le mois de Février
1760, offrit deux abaissemens subits de la
colonne du mercure dans le Baromêtre, de
sept lignes, savoir, du 13 au 14, & du 28
au 30; & M. Boucher publia que » l'abais-
» sement subit du Baromêtre avoit donné
» lieu à des *stases sanguines* dans l'inté-
» rieur du corps, qui ont été marquées par
» un sentiment de *lassitude*, *d'engourdis-*
» *sement*, *courbature*, *pesanteur de tête*,
» *mouvemens vertigineux* «. On observa
ailleurs *des épilepsies*.

4e. Les mois d'Octobre, Novembre &
Décembre 1761, ayant été remarquables chacun par un abaissement considérable du Baromêtre, savoir, de sept lignes le 16 Octobre, de dix-sept lignes
le 5 Novembre, & de neuf lignes le 13
Décembre, il y eut pendant l'Automne
des *morts subites*, des *fluxions*, des *rhu-*
matismes & des accès d'*épilepsie*.

5e. On vit dans les premiers jours d'A-

vril 1762, à Paris, (M. VANDERMONDE),
& à Lille (M. Boucher) » des *morts fu-*
» *bites ,* des *apoplexies* & des accès *d'é-*
» *pilepsie ,* après un abaissement subit du
» mercure dans le Baromêtre, de deux pou-
» ces, qui avoit eu lieu le 30 du mois
» précédent. «

6ᵉ. *Observation.* Les *mêmes accidens*
régnerent au mois de Novembre après
une descente du mercure de quatorze lignes le 26 Octobre , de laquelle M.
Boucher dit : » il s'en est suivi des *apo-*
» *plexies,* & quelques *morts subites ,* des
» *oppressions de poitrine* avec le pouls em-
» barassé. «

7ᵉ. L'année 1763 avoit préludé par la
hauteur du Baromêtre ; le mercure qui
s'étoit soutenu dans cet instrument pendant tout le mois d'Avril au-dessus du
terme de vingt-huit pouces, s'étant abaissé
tout-à-coup de neuf lignes le 30 de ce
mois, M. Boucher fit savoir » qu'il y eût
» le mois suivant des atteintes *d'apoplexie*
» & de *paralysie.* «

8ᵉ. Les deux derniers mois de cette année furent remarquables par les *mêmes*

affections : en Novembre, après un abaiffement du mercure dans le Baromêtre
d'un pouce , & en Décembre après la
même variation ; M. Boucher ajoute ici
dans fes obfervations , » que plufieurs
» afthmatiques ont fuccombé «.

9ᵉ. *Obfervation.* Les obfervations de
1764 , faites par MM. Vandermonde ,
Boucher , &c. font foi qu'en Avril & mois
fuivans , jufqu'à la fin de Juin , les *apo-*
plexies , les *morts fubites* , les *affections ver-*
tigineufes & *épileptiques* , eurent lieu après
plufieurs abaiffemens fubits du mercure ,
dont le dernier fut de quatorze lignes.

10ᵉ. On a peu vu ces affections auffi
fréquentes qu'en 1765 ; le mercure du
Baromêtre qui avoit été pendant tout le
mois de Février au-deffus de vingt-huit
pouces , étant tombé , pour ainfi dire , le
27 à vingt-fix pouces onze lignes , M.
Boucher rendit compte » qu'à la fin de
» Mars , les *affections de tête* ont été ré-
» pandues , les *pefanteurs* & *étourdiffemens* ,
» les *affections vertigineufes* , les atteintes
» d'*apoplexie* & de *paralyfie* «. *Idem* , dans
les obfervations du mois fuivant : » le

» commencement de ce mois a été mar-
» qué par des *morts fubites* ; effets de la
» grande diminution du reffort de l'air an-
» noncée par le Baromêtre, qui, à la fin
» du mois précédent, étoit defcendu au
» terme de la tempête «.

11ᵉ. *Obfervation.* Les mêmes accidens
furent la fuite des abaiffemens confidérables que le Baromêtre éprouva, favoir,
le 30 Septembre de fept lignes, & le 4
Octobre de quinze lignes ; l'abaiffement
du mercure dans cette derniere variation
fut extraordinaire, il defcendit à vingt-fix
pouces neuf lignes.

12ᵉ. En 1766, le 26 Mars, le mercure
s'étant précipité dans le Baromêtre de quatorze lignes, il y eut des *apoplexies*, des
paralyfies & des *épilepfies.*

13ᵉ. Au mois de Novembre fuivant,
après une defcente fubite de la même liqueur de neuf lignes & demie, M. Boucher fit mention » que plufieurs perfon-
» nes avoient été attaquées d'*apoplexie* «.

14ᵉ. Le mois de Juillet qui fut remarquable en 1767 par l'abaiffement extraordinaire de la colonne du mercure (elle

varioit de 27 pouces 10 lignes à 27 pouces 3 lignes) le fut auffi par des *morts fubites* fréquentes.

15e. *Obfervation*. En Octobre fuivant, le mercure étant defcendu d'un pouce du 2 au 4, M. Boucher publia » que plufieurs » perfonnes avoient effuyé des atteintes » d'*apoplexie*, peu cependant en font mor- » tes ; dans plufieurs, cette maladie a paru » n'être que l'effet de quelques *flafes fan- » guines* dans le cerveau «.

16e. L'année 1768 fut remarquable par les abaiffemens du Baromêtre ; en Avril cet inftrument éprouva des defcentes fubites de fix & fept lignes, les 17 & 29 ; en Août & Septembre, il fut extrêmement déprimé ; en Octobre, il fubit un abaiffement beaucoup plus confidérable que n'avoit été fon élévation ; en Novembre, il defcendit du 20 au 21, d'un pouce, & du 21 au 22, d'un pouce fix lignes ; abaiffement total, deux pouces huit lignes dans quarante-huit heures, favoir, du terme de vingt-huit pouces deux lignes, à celui de vingt-fix pouces fix lignes ; dans cette conftitution automnale on remarqua les

fuites fâcheufes de la légereté de l'atmofphere, à Calais, à Lille, à Bruxelles
& de toutes parts ; » nombre de perfonnes fe trouvoient attaquées de *maladies
de tête*, qui confiftoient en *pefanteur*,
» *éblouiffemens*, *atteintes de paralyfie*, d'é-
» *pilepfie*, de *manie* & même d'*apoplexie*. «
M. Boucher.

17ᵉ. *Obfervation.* Le mois de Septembre 1769 ne préfenta point d'abaiffement
confidérable du mercure dans le Baromêtre ; mais cet inftrument ayant indiqué
depuis trois mois prefque conftamment
au-deffous du terme de vingt-huit pouces,
& n'y ayant pas eu plus de huit lignes de
variation dans fa marche, on apprit de
M. Boucher » que dans le cours de ce mois
» nombre de perfonnes avoient été at-
» teintes d'*apoplexie*, & que plufieurs en
» étoient mortes, ce que nous n'avons pu,
» dit cet Obfervateur, attribuer qu'aux
» temps nuageux & orageux de ce mois
» & du précédent. Nombre de perfonnes
» font auffi tombées affez fubitement, &
» fans caufe manifefte, dans le *délire fré-*
» *nétique* fans fievre, ou plutôt dans la

» vraie *manie*; ce qui a été observé sur-
» tout à l'égard des mélancoliques & de
» quelques - unes qui avoient essuyé des
» maladies de longue durée. « L'Automne
suivant fut remarquable par les *mêmes affections. Voyez* les observations de M. L'É-
PECQ DE LA CLOTURE, *année 1770, p. 191.*

18e. *Observation.* L'intempérie des mois
de Février & Mars 1770, fut marquée
par des variations considérables du Baromêtre ; le mercure qui avoit été très-élevé
dans les deux mois précédens, & qui étoit
encore le 3 Février au-dessus du terme
de vingt - huit pouces, se trouva des-
cendu tout - à - coup le 7, au terme de
vingt - sept pouces ; il remonta le 8 &
parvint au bout de quelques jours à vingt-
huit pouces six lignes, d'où il redescen-
dit le 27 à vingt-sept pouces deux lignes ;
après quoi, il fut tout le reste du mois &
le suivant, au-dessous de vingt-huit pouces ; les observations des *morts subites*
qui eurent lieu dans cette constitution,
furent générales ; elles ont été publiées de
Paris, de Lille, de Rouen, &c.

19e. Le commencement de 1771, fut

marqué par un abaissement subit du mercure dans le Baromêtre d'un pouce après
le 8, & par des *morts subites* & des *apoplexies.* On observa ces affections pendant
les quatre premiers mois de l'année, pendant lesquels le Baromêtre fut constamment
au-dessous de vingt-huit pouces, & souvent proche de vingt-sept pouces.

20ᵉ. *Observation.* Y ayant eu au mois
de Février 1773, un abaissement du mercure dans le Baromêtre de onze lignes,
on observa des *morts subites* & des *apoplexies.*

21ᵉ. En Novembre suivant, la colonne du
mercure étant restée pendant long-temps
au-dessous de vingt-sept pouces neuf lignes,
M. Boucher publia que » la grande humi-
» dité avoit causé, comme de coutume,
» des *pesanteurs* de tête avec *assoupissement*,
» *courbature*, &c. & que quelques person-
» nes étoient tombées en *apoplexie.* «

22ᵉ. Le mercure s'étant précipité dans
le Baromêtre, de huit lignes, le 25 Février 1774, le même Observateur nous apprit que les *mêmes affections* avoient eu lieu.

23ᵉ. En Mai suivant, le Baromêtre marqua prefque toujours beaucoup plus bas que vingt-huit pouces , & M. Boucher parla *d'apoplexies* & de *paralyfies*.

24e. *Obfervation*. L'année 1775 , offrit les *mêmes accidens* au mois de Juin , où le Baromêtre demeura fort au-deffous de vingt-huit pouces après le 2.

25e. On vit , en Février 1776 , le Baromêtre extrêmement déprimé , car il ne s'éleva pas au-deffus de vingt-fept pouces onze lignes , & il fut fouvent dans les environs de vingt-fept pouces & à ce terme ; auffi obferva-t-on des *morts fubites* , & des *apoplexies*.

26e. M. Boucher fit les *mêmes obfervations* en Décembre de la même année , mois pendant lequel le mercure fut toujours déprimé dans le Baromêtre. Rappellerai-je aux Médecins fenfibles , que telle fut l'époque d'une perte remarquable pour leur République. L'illuftre M. Bordeu , âgé feulement de cinquante - cinq ans , fut trouvé mort dans fon lit le matin du 24 Décembre , d'une apoplexie à laquelle il s'étoit attendu , mais dont il n'avoit pu fe garantir.

27e.

27ᵉ. *Observation.* Les Affiches de Picardie, Artois, & Pays-Bas François, où je fais insérer, à la fin de chaque trimestre, les résultats de mes Observations Météorologiques & Médicinales, firent mention qu'il y avoit eu à *Arras* grand nombre d'*apoplexies* & de *morts subites*, dans l'intervalle du 13 au 26 Mai 1777, pendant lequel le Baromêtre avoit éprouvé plusieurs abaissemens considérables, comme de 8, 7, 4 & 3 lignes; & la Gazette de Santé du 12 Juin, publia qu'il y avoit eu en même-temps à Paris beaucoup d'*apoplexies.*

28ᵉ. On rapporta dans la Gazette de Santé des *événemens semblables* aux mois d'Août & Septembre suivans, pendant lesquels j'avois fait les mêmes observations sur le Baromêtre.

29ᵉ. Les grands abaissemens du mercure dans le Baromêtre, qui eurent lieu du 30 au 31 Octobre, du 29 au 30 Novembre, & en troisieme lieu du 3 au 4 Décembre de la même année, marquerent des excès de légéreté de l'atmosphere qui furent suivis » de *mouvemens vertigineux,* » de *difficultés de respirer, d'affections co-*

» *mateufes* & de *morts fubites* «. M. Boucher.

30ᵉ. *Obfervation.* Un abaiffement encore
plus confidérable de cet inftrument fut l'é-
poque des mêmes maux : » du 3 au 4 Dé-
» cembre, la colonne du mercure ayant
» éprouvé un abaiffement de neuf lignes,
» & étant remontée dans les jours fui-
» vans, s'abaiffa de nouveau de *feize* li-
» gnes du 11 au 24 ; on entendit alors par-
» ler de beaucoup de chûtes *apopleĉtiques* &
» *paralytiques* ; les *afthmatiques* effuyerent
» des accès terribles de leurs maladies,
» quelques-uns fuffoquerent & payerent
» de la vie «. Extrait de mes obfervations.

31ᵉ. » Mais je n'ai point vu, depuis que
» j'obferve, les affeĉtions de cette efpece
» auffi fréquentes & auffi funeftes que dans
» les 14 & 15 Janvier 1778, la Ville &
» les Campagnes furent affaillies de *morts*
» *fubites.* Le mercure qui s'étoit élevé dans
» le Baromêtre au terme de vingt-huit
» pouces, fe trouva déprimé à fept heu-
» res du matin du 14, à celui de vingt-fept
» pouces, & à deux heures après-midi du

» même jour, à vingt-six pouces neuf li-
» gnes ; le dégel commençoit, & il tom-
» boit une grande pluie. Les *morts subites*
» surprirent encore quelques personnes
» dans les jours suivans jusqu'au 26, pen-
» dant lesquels le Baromètre fut toujours
» observé dans le voisinage de vingt-sept
» pouces quatre lignes «. *Ibidem.*

32ᵉ. Dernier extrait de mes observations pour la même année : » tout le
» temps que le Soleil mit à parcourir sa
» constellation du Bélier, fut remarqua-
» ble par les variations du Baromètre qui
» indiquent la légéreté de l'atmosphere ;
» après quoi le mercure étant remonté
» au-dessus de vingt-huit pouces, il pré-
» cipita de nouveau sa marche en des-
» cendant, & il tomba des pluies ; enfin
» l'équinoxe s'étant annoncé par une tem-
» pête violente, il se trouva à vingt-sept
» pouces une ligne & demie, & plusieurs
» personnes tomberent d'*apoplexie*, « ou
essuyerent quelques-uns des *accidens* que
je viens d'observer dans les vingt années
précédentes.

82. Passons aux suites fâcheuses de

de pefanteur de l'atmof-
phere.

l'excès de pefanteur de l'atmofphere. Le Lecteur reconnoîtra de lui-même les erreurs commifes par les Obfervateurs, rélativement aux dénominations des affections de cette feconde efpece ; erreurs que je fuis obligé de répéter, tant pour ne rien changer au texte, que parce que je ne puis entrer ici dans le détail des raifons que j'ai de donner d'autres noms à ces affections. (*Conf. prélimin. VII.*)

Iere. *Obfervation.* On a peu vu le mercure aufli conftamment élevé dans le Baromêtre, que pendant les cinq premiers mois de l'année 1758 ; il s'éleva jufqu'à vingt-huit pouces dix lignes & demie, & fut prefque tout le refte du temps au deffus de vingt-huit pouces : » cette confti- » tution fut remarquable par un grand » nombre d'*afphyxies* & d'*affections coma-* » *teufes* qui furprirent les gens de la Cam- » pagne, aufli-bien que ceux de la Ville. » Outre cela une *fievre maligne* caractérifée par les fymptômes de ces affections, fit des ravages confidérables. Le Baromêtre étant defcendu au Printemps, ces accidens ne s'obfervoient plus, & la fievre maligne étoit appaifée ; mais en Automne le Baromêtre ayant reparu prodigieufement élevé , la fievre maligne reprit vigueur & les *afphyxies* frapperent de nouveau. Extraits de M. Boucher.

2ᵉ. *Obfervation.* Au commencement de l'année 1759 , le Baromêtre étoit prefque conftamment au-deffus de vingt-huit pouces, il parvint jufqu'à vingt-huit pouces huit lignes ; il y eut des *afphyxies* , & la fievre maligne redoubla fes ravages ; toute la conftitution épidémique fut marquée par les *fymptômes afphyxiques* & les *afphyxies* elles-mêmes, jufqu'en Juin inclufivement.

3ᵉ. Pendant les trois derniers mois de cette année, plufieurs élévations confidérables du Baromêtre donnerent lieu à M. Boucher d'obferver » des *morts fubites* , » par une concidence inopinée , & ordi- » naire dans cette faifon aux corps caco- » chimes & aux blafés «.

4ᵉ. En Janvier 1760 , le Baromêtre ayant éprouvé une élévation de dix-fept lignes du 7 au 15 , & étant refté du 15 au 20 inclufivement à vingt-huit pouces fept lignes, cette variation fut marquée par des *af-phyxies* & des *hémiplegies.*

5ᵉ. *Obfervation.* Les *mêmes affections* eurent lieu pendant le mois de Mars & d'Avril de cette année, où le mercure fut prefque toujours dans les environs de vingt-huit pouces cinq & fix lignes, & ne defcendit pas plus bas que vingt-fept pouces neuf lignes.

6ᵉ. Le mois de Décembre de la même année, & les huit premiers mois de l'année 1761, ayant été marqués par l'élévation prefque continuelle du Baromêtre au-deffus de vingt-huit pouces, & jufqu'à vingt-huit pouces neuf lignes, M. Boucher fit favoir qu'il avoit vu pendant cet intervalle » grand nombre d'*affections* » *fubites*, dans lefquelles les faignées fai-» foient tomber les malades dans une *atonie* » *mortelle,* des *pertes* des femmes, des *avor-* » *temens,* des *afphyxies,* des *morts fubites.* «

7ᵉ. L'année 1762 commença par une femblable conftitution : le Baromêtre ayant prefque toujours été obfervé au-deffus de vingt-huit pouces, & jufqu'à vingt-huit pouces huit lignes pendant les mois de Jan-

vier & Février, M. Vandermonde rapporta à cette époque » plufieurs *affections*
» *foporeufes* & des *apoplexies pituiteufes,*
» qui avoient enlevé les malades fubite-
» ment, & qui avoient été funeftes fur-
» tout aux Vieillards. «

8ᵉ. *Obfervation.* On obferva de nouveau
les *mêmes accidens* pendant les trois derniers mois de cette année, & particulié-
ment dans le courant de Novembre, après
un remontement fubit du mercure dans le
Baromêtre, d'un pouce quatre lignes, qui
avoit eu lieu du 26 Octobre au 31 ; à ce
fujet, M. Boucher fit obferver » que l'*a-*
» *poplexie* en général exige moins la fai-
» gnée dans ces contrées que dans d'au-
» tres. «

9ᵉ. On remarqua dans le mois de Mars
& les trois-quarts du mois d'Avril 1763,
pendant lefquels le Baromêtre fut toujours
très-élevé » que nombre de femmes en-
» ceintes eurent des *pertes* & *avorte-*
» *rent.* » M. Boucher.

10ᵉ. Les deux premiers tiers du mois
de Janvier 1764 furent remarquables par
les *mêmes accidens* : » des *pertes* dans les

» groffeffes, des *avortemens*, des *flux de*
» *fang*, « immédiatement après une élévation confidérable du Baromêtre.

11ᵉ. *Obfervation*. Dans le mois de Mai
fuivant, où le mercure reparut très-élevé,
& où il ne defcendit pas plus bas que vingt-
fept pouces neuf lignes, M. Boucher écri-
vit : » quant aux *apoplexies*, je ne me fou-
» viens pas, depuis près de trente années
» que j'exerce la Médecine, de les avoir
» vu aufii communes, & fur-tout dans le
» menu peuple. «

12ᵉ. Cet Auteur a fait la *même obfervation* pendant le mois de Septembre fuivant, où l'élevation du Baromêtre avoit
été la même.

13ᵉ. Dans toute l'année 1765, il n'y
eût que le mois de Juillet où l'on obferva
des accidens *apopleciques*, & des *apoplexies*, pendant une conftitution de l'atmofphere marquée par une élévation du
mercure dans le Baromêtre qui furpaffoit
toujours vingt-fept pouces huit lignes.

14ᵉ. Le mercure s'étant élevé dans le Baromêtre au mois de Janvier 1766, au terme
de vingt-huit pouces neuf lignes, ayant

été prefque auffi haut dans le mois fuivant, & n'étant prefque pas defcendu dans cet intervalle au-deffous de vingt-huit pouces, M. Roux fit mention d'un grand nombre d'*apoplexies* mortelles qu'il avoit obfervées, & M. Boucher rapporta la même obfervation, à laquelle il ajoute : » dans ce cas » on a remarqué que la faignée précipi-» toit la mort. «

15ᵉ. *Obfervation.* Le mois de Novembre de la même année fut auffi remarquable par la même conftitution & les *mêmes accidens.* «

16ᵉ. En 1767, aux mois de Septembre & de Décembre, le Baromêtre ayant été très-élevé, c'eft-à-dire, prefque toujours au-deffus de vingt-huit pouces, jufqu'à vingt-huit pouces fix lignes, & jamais au-deffous de vingt-fept pouces neuf lignes, M. Boucher rapporta que » les *apoplexies* avoient été très-communes, non feule-» ment à Lille & dans les environs, mais » encore dans d'autres Provinces «.

17ᵉ. Le 5 Février 1768, le Baromêtre étant remonté fubitement de neuf lignes, & étant parvenu à vingt-huit pouces cinq lignes, *mêmes observations* de M. Boucher.

18ᵉ. *Observation.* Un autre élévation de dix-sept lignes qui se fit du premier Décembre suivant au 10, fut l'époque des *mêmes maladies.*

19ᵉ. Le mois de Décembre 1769, ayant été marqué par l'élévation continuée du Baromêtre au-dessus de vingt-huit pouces, M. Boucher remarqua » des attein- » tes d'*apoplexies*, & que nombre de » vieux *asthmatiques* & *poitrinaires* suc- » comboient. «

20ᵉ. En 1770, au mois de Janvier, le mercure s'étant élevé subitement de seize lignes, & étant resté au-dessus du terme de vingt-huit pouces jusqu'au 15 de Février, il y eut des *morts subites*, & M. Boucher suivit de nouvelles incursions de la *fievre putride maligne* caractérisée par les symptômes de celle de 1758, mais qui ne fut pas aussi répandue.

21ᵉ. La même constitution, ou à peu près, ayant été celle des deux premiers mois de l'année 1771, M. Boucher observa » des *apoplexies*, dont quelques- » unes seulement furent mortelles, « & la fievre *putride maligne* recommença ſes ravages.

22ᵉ. *Obſervation.* Les mois de Juin & Juillet 1772 ayant eu la même conſtitution, il s'enſuivit des atteintes d'*apoplexie* & d'*hémiplégie*, que M. Boucher a obſervées.

23ᵉ. Un remontement ſubit & conſidérable du mercure dans le Baromêtre, de dix lignes du 25 au 27 Février 1774, donna lieu à des *apoplexies* que M. Boucher n'a point omiſes, & deſquelles il a dit : » les alternatives ſubites de l'atmoſ- » phere, eu égard à la preſſion de l'air, » ont été funeſtes à nombre de vieil· » lards. «

24ᵉ. Le mercure étant reſté dans le Baromêtre preſque tout le mois de Décembre de cette année au-deſſus de vingt-huit pouces, & s'étant élevé au mois de Janvier 1775 à vingt-huit pouces ſix lignes, M. Boucher & d'autres Médecins rendirent compte des *apoplexies* qu'ils avoient obſervées dans cette conſtitution.

25ᵉ. Les *mêmes affections* furent la ſuite de pluſieurs conſtitutions ſemblables qu'on eût lieu de remarquer dans les mois de Mars, Avril, Mai & Juin suivans.

26e. *Observation.* Parmi les observations faites en 1777 touchant les *affections asphyxiques* causées par l'excès de pesanteur de l'atmosphere, j'en ai rapporté une époque au même intervalle du 13 au 26 Mai pendant lequel il y avoit eu aussi des victimes de son excès de légéreté. (*Conferatur 81, Observat. 27.*) » Les varia-» tions du mercure dans le Baromêtre, » qui marquerent l'augmentation du poids » de l'air, furent une élévation de huit li-» gnes du 15 au 19, & de trois lignes du » 24 dix heures du matin, au même jour » dix heures du soir; le même chan-» gement a encore occasionné les *mêmes* » *maux* le 25 Juin, jour auquel le Baro-» mêtre s'étoit élevé depuis la veille de » cinq lignes. .« Extrait de mes observa-tions.

27e. Autre extrait pour la même année: » du 11 au 14 de ce mois (Décembre) » il y eut plusieurs *asphyxies* & des *morts* » *subites*; il commençoit seulement à ge-» ler, il y avoit le matin de grands brouil-

» lards , & le mercure s'étoit élevé dans
» l'espace de sept jours de l'étendue de
» dix-sept lignes , savoir , du terme de
» vingt-sept pouces une ligne & demie où
» il se trouvoit le 4 Décembre , à celui de
» vingt-huit pouces six lignes & demie où
» il fut observé le 11 suivant. «

28ᵉ. *Observation.* Au commmencement
du mois de Février 1778 , on remarqua quelques suites fâcheuses d'un excès
de pesanteur de l'atmosphere , qui ne fut
sans doute sensible , que parce qu'il suc-
cédoit immédiatement à un excès de légéreté. (*Conf. 81 , Obf. 31.*)

83. Desorte que ces résultats des observations faites seulement pendant vingt
années consécutives , & dans le seul climat
des Pays-Bas , offrent soixante époques ,
dont trente-deux ont été marquées in-
contestablement par des excès de légéreté
de l'atmosphere , & par des *apoplexies* , des
épilepfies & des *morts fubites* contemporaines ou immédiatement successives , &
vingt-huit par des excès de pesanteur de
l'atmosphere & par des *afphyxies* appellées
quelquefois par erreur *apoplexies* comme

Récapitu-
lation.

les autres, & des *morts subites* d'un genre tout différent des premieres ; si cela ne suffit pas pour prouver que ces affections font les suites des variations du poids de l'atmosphere, il ne faut plus chercher de démonstrations dans les faits ; mais il **y** a plus pour se convaincre : on n'a pas observé une seule fois ces affections dans d'autres circonstances que celles que j'ai rapportées.

CHAPITRE II.

Des changemens notables dans la chaleur de l'atmosphere.

84. LA chaleur & la froideur de l'air, de même que la sécheresse & l'humidité de cet élément, dont j'ai à parler dans le Chapitre suivant, ne font point, comme sa pesanteur & sa légéreté, des propriétés attachées à son essence ; elles lui font communiquées par l'attouchement ou le mêlange de quelques corps, ou le défaut de cet attouchement & de ce mêlange ; l'air de lui-

même n'a aucune chaleur, il la reçoit des corps qui la produifent, comme des rayons du Soleil ou du feu central de la terre ; il devient froid, lorfque les fources de la chaleur diminuent leur action, ou fes caufes leur intenfité.

85. La propriété de la chaleur eft de dilater les corps, celle du froid eft de les condenfer ; ces changemens arrivent aux humeurs des animaux ; d'autre côté la chaleur & la froideur font des propriétés de l'air relatives à nos fens ; d'où il réfulte qu'elles exercent auffi leur action fur les folides : le chaud les relâche , ils font refferrés par le froid ; cette double influence de l'atmofphere fur les liquides & les folides des corps vivans , démontre combien grand eft l'empire de la chaleur & de la froideur fur l'économie animale, & l'importance des dérangemens qui en font les fuites.

86. Après avoir dit (*Prélimin. VIII.*) qu'il y a trois genres de maladies qui procédent des propriétés chaude & froide de l'air, 1°. celles qui reconnoiffent pour caufe l'influence de la chaleur, 2°. celles qui font

occafionnées par la froideur, 3°. celles qui naiffent dans le paffage rapide de l'une à l'autre température, j'ai penfé qu'il étoit de mon devoir , pour remplir les vues de l'Académie de Bruxelles touchant ce qu'elle défire favoir de ces influences, & de leurs fuites fâcheufes, d'écarter toute hypothefe de mes expofés, & de ne me fier qu'aux obfervations. C'eft pourquoi j'ai dreffé des Tables femblables à celles dont j'ai tiré la matiere du Chapitre précédent, & je les ai divifées en trois claffes, eu égard aux trois conftitutions de l'atmofphere relatives à la chaleur ; il feroit peu utile de voir ces Tables qui font très-longues ; je me contenterai d'en préfenter les réfultats.

Suites fâcheufes de la chaleur. 87. Les grandes chaleurs mettent les humeurs en effervefcence , & les portent par-là à un degré de dilatation nuifible à l'économie animale ; elles augmentent auffi l'activité du jeu des organes ; il s'enfuit les *maladies inflammatoires du fang* qui fe terminent par l'hémorragie ou par des dépurations à travers les couloirs de la peau ; quelquefois ces maladies ont leur

foyer

foyer dans quelque viscere particulier où il s'est fait *engorgement*, & où il y a *douleur, point de côté*, &c. cela a fait avancer que la chaleur agit plus particuliérement sur la partie globuleuse du sang qui circule dans les petits vaisseaux des membranes. Ces maladies surviennent principalement aux personnes du tempérament bilieux & sanguin, ou qui ont la partie rouge du sang abondante, & la tension des organes à un grand degré d'intensité. On a vu que cette disposition est rare chez les Habitans des Pays-Bas ; (*Conf. 66.*) aussi les maladies qui font les suites de la chaleur ne font-elles pas fréquentes parmi eux : les jeunes gens & les Ephebes y font, pour ainsi dire, seuls sujets ; on ne les observe guere que dans certains Printemps extraordinaires (car cette saison ressemble, pour l'ordinaire dans les Pays-Bas, à une partie de l'Hiver), & elles n'ont communément besoin d'aucun autre secours que l'expectation de la variation de la température, qui est toujours prochaine ; on a même des raisons de croire que plusieurs remedes par lesquels on s'empreffe de combattre ces maladies, ne font qu'empirer l'état des malades, & fouvent enlever l'efpérance de leur guérifon. *Voyez* les *Obfervations fur les maladies épidémiques de* M. JAMES SIMS, traduites par M. JAUBERT, *pages 10 & 11.* (1).

De la froideur.   88. La froideur paroît exercer fon action fur la lymphe ; elle l'épaiffit. Les maladies qui font les fuites de cette influence,

---

(1)Voici un exemple de ces accidens les plus ordinaires aux Pays-Bas : » Le commencement du » mois d'Août 1777, ayant été fec, calme, & d'une » chaleur confidérable, on obferva plufieurs incom- » modités caufées par un mouvement d'ébullition » du fang & caractérifées par un grand mal de tête, » un abattement général, des laffitudes dans les » extrêmités, le pouls inflammatoire fupérieur, les » urines un peu rouges, la langue blanche, le » défaut d'apétit, quelques accès de fievre quo- » tidienne. « *Extrait de mes Obfervations* ; on lut dans la Gazette de fanté du 25 Septembre 1777, qu'il y avoit eu dans le même temps à Paris *de fauffes fluxions de poitrine*, qui n'avoient rien d'inflammatoire ; ce qui eft la même chofe en d'autres termes : le temps étant devenu froid, & chargé de brouillards les matins, ces maladies difparurent d'elles-mêmes.

ont, comme les précédentes, un caractere inflammatoire , souvent marqué par le *point de côté*, & les autres symptômes des engorgemens ; mais ici c'est la partie lymphatique du sang qui est engorgée dans les visceres où l'on ressent la douleur ; les observations ultérieures n'ont servi qu'à confirmer le jugement de BAILLOU sur ce sujet. *Est autem dolor lateris à congelatione.* Cet Auteur avoit suivi avec le discernement des plus habiles Physiciens des siecles suivans, plusieurs maladies de ce caractere, & particuliérement celle de l'année 1575. Quoique la froideur soit une des modifications les plus fréquentes de la température des Pays-Bas, elle ne laisse pas d'y causer des maladies épidémiques : Les Observateurs s'attendent à les voir éclore toutes les fois que le froid n'est pas accompagné de l'humidité avec laquelle les Habitans des Pays-Bas sont accoutumés à le ressentir. Ce sont des *fluxions de poitrine*, des *catarres* où *la toux* n'est que *symptomatique*, des *douleurs d'entrailles* , avec *constipation*, quelquefois suivies *d'in-*

flammation, & quelques *maladies des reins*; on en a mille exemples parmi lesquels on distingue la *constitution inflammatoire lymphatique* des mois de Novembre, Décembre 1759, & Janvier & Février 1760; temps où le froid fut vif & long, après avoir surpris tout le monde par son violent prélude. M. Boucher. On observe presque toujours ces maladies pendant les constitutions froides qui sont contre nature, si l'on peut dire ce mot, c'est-à-dire qui ont coutume d'être différentes dans les mêmes saisons. C'est ainsi que nous eûmes, » un grand nombre de ma-» ladies fluxionnaires au Printemps de » l'année 1777, qui auroit pu passer » pour un second Hiver, tant il con-» serva long-temps la vivacité du froid » de cette saison. « Extrait de mes observations.

Des variations de la température. 89. En général l'hypothese qui attribue la plupart des maladies épidémiques aux variations de la température, m'a paru fondée sur le préjugé; je ne prétends pas renverser cette these établie par le Pere de la médecine lui-même : *Muta-tiones potiſſimum morbos pariunt & in anni temporibus magnæ mutationes, frigoris aut caloris, cœteraque ad proportionem his ſimiliter.* Mais j'expoſerai en peu de mots les raiſons tirées de mes obſervations combinées, qui me font penſer qu'on a fait de cette opinion un principe trop général ; pluſieurs grands volumes ſuffiroient à peine pour réunir les écrits que nous avons touchant l'influence des variations de la chaleur ſur l'économie animale ; outre cela on ne trouve pas une hiſtoire de maladie épidémique, ſans que les variations de la chaleur n'occupent un rang diſtingué parmi les cauſes du mal qui y eſt décrit : l'application de cette propriété de l'air a ainſi dégénéré en une eſpece de proſtitution dont on trouve aiſément la raiſon dans ce mot D'HYPOCRATE, *mutationes*, par lequel ce grand homme avoit entendu les changemens de toutes les propriétés de l'atmoſphere, *cœteraque ad proportionem*, en leurs propriétés contraires, mais auquel le commun des Médecins n'a pu donner l'étendue de cette ſignification, pendant tout le temps qui n’eſt pas encore fort éloigné de nous, où la chaleur de l’air étoit la ſeule propriété de cet élément phyſiquement connue.

90. Mais aujourd’hui nous ſavons & nous avons appris des Phyſiciens à le démontrer, qu’il y a pluſieurs autres changemens qui accompagnent néceſſairement ceux de la chaleur, & qui doivent trouver place parmi les cauſes des maladies épidémiques : tels ſont les changemens de la peſanteur de l’atmoſphere dont j’ai parlé au Chapitre précédent ; combien de fois n’a-t-on pas attribué à la chaleur & à la froideur des maladies qui étoient l’effet de l’augmentation ou de la diminution du poids de l’atmoſphere, qu’on étoit ſi éloigné d’en accuſer, qu’on ne ſoupçonnoit même pas leurs influences ? Auſſi trouve-t-on le plus ſouvent les relations dans leſquelles on attribue les maladies aux variations de la chaleur, en contradiction avec les obſervations du Thermomêtre ; il y a plus, c’eſt que la plupart des grandes variations que le Thermomêtre a exprimées, n’ont été ni accompagnées, ni

fuivies d'aucune maladie épidémique , &
que les maladies épidémiques les plus remarquables qu'on a attribuées aux variations de la chaleur, ont eu lieu dans de
toutes autres circonftances que ces variations. (1).

------

(1) Les quatre premiers mois de l'année 1778
offrent l'exemple d'une des plus grandes intempéries connues relativement aux viciffitudes du froid
& du chaud , pendant laquelle on n'obferva cependant point de maladies épidémiques , & qui
ne fut fuivie d'aucune épidémie pendant tout le
refte de l'année : » je n'ai point vu , depuis que
» j'obferve, d'intempérie femblable à celle qui nous
» fut amenée par le Verfeau ; les froids qu'on
» avoit reffentis tandis que le Soleil étoit dans le
» Capricorne , auroient pu paffer pour ceux de
» l'Hiver : Le mercure du Thermomêtre étoit
» defcendu jufqu'au fixieme degré de condenfa-
» tion ; le dégel fuivit de près cette froidure en
» quelque forte prématurée , & fut à fon tour
» remplacé fubitement par un froid qui déprima
» le mercure dans le Thermomêtre à fept degrés
» au-deffous du point de la glace. «

» Un nouveau dégel s'établit du 13 au 14 Jan-
» vier & dura jufqu'au 26. Le Thermomêtre ne
» s'abaiffa pas plus loin dans cet intervalle que le
» troifieme degré de dilatation , & ne s'éleva pas

91. On a coutume d'attribuer aux vi-
ciſſitudes du froid & du chaud, les rhu-
mes, les fluxions de poitrine, &c ; je vais

» au-delà du ſixieme degré ; les Vents ſouffloient
» du Midi, d'où ils partoient avec impétuoſité,
» & varioient un peu vers l'Occident. «

» Le 22 ils tournerent tout-à-fait à l'Oueſt ; à
» cinq heures du ſoir, il s'éleva une tempête fu-
» rieuſe avec des bouraſques, des coups de vents
» impétueux, de grands coups de tonnerre, des
» éclairs, des torrens de pluie. La pluie fut ſi
» prodigieuſe, qu'elle fournit trente-deux lignes
» d'eau dans trois jours. «

» Le 25 le Vent d'Occident fut ſubitement
» remplacé par le Nord de la derniere force ; le
» Thermomètre qui avoit marqué cinq degrés de
» dilatation le matin à l'heure la plus froide du
» jour, étoit au point de la glace à deux heures après-
» midi ; la pluie s'étoit convertie en neige, il en
» tomba une couche d'environ deux pouces juſqu'au
» milieu de la nuit ; le lendemain le temps étoit
» tout-à-fait ſerein, & le Thermomètre marquoit
» trois degrés de condenſation. «

» La froideur de cette eſpece de troiſieme Hiver
» fut encore plus grande d'un demi degré que celle
» des deux précédens, le dégel en fut auſſi immé-
» diatement la ſuite ; & cependant nous n'eûmes
» aucune maladie épidémique. « Extrait de mes
Obſervations.

choisir dans mes Tables les principales maladies de cette espece, & faire voir si par
la combinaison des constitutions contemporaines de l'atmosphere, elles peuvent
être attribuées à cette influence : le rhume
épidémique de 1732, qui fut appellé la
folette, & que HUXAM a décrit, la folette,
dis-je, qui parcourut successivement toutes les parties de l'Europe, & qui ravagea
aussi les Pays-Bas, a été attribuée aux variations de la chaleur; il est vrai qu'en
1732, les Observations Météorologiques
fleurissoient peu; mais n'est-il pas démontré que cette maladie ne put être jus-
tement attribuée à aucune variation de
la chaleur, par cette circonstance que
quand elle commença en Europe, elle ré-
gnoit déja à l'Isle Bourbon, c'est-à-dire
au-delà de la ligne où de savans Acadé-
miciens se sont assurés que le changement
de la température n'excéde pas la variation de huit degrés du Thermomêtre de
Réaumur ?

92. La *grippe* de 1743, dont parle
SAUVAGES; celle de 1762, décrite par
un Médecin de Lille (*Gazette Salutaire*)

& le *rhume épidémique* de 1775 , auquel on a donné le même nom, prirent naif-fance ; la premiere au folftice d'Eté, *cum quadragefimali jejunio* ; la deuxieme au mois de Juin, pendant l'été, & la troifieme au folftice d'Hiver, vers la fin d'Octobre ; l'une & l'autre de ces maladies font mé-morables par leur univerfalité & le grand nombre de leurs victimes ; mais leurs caufes ont-elles été contraires comme le chan-gement de la température contemporain de leur invafion ? Alors, comment fe fait-il que ces maladies aient été les mêmes dans des temps marqués par des changemens entiérement contraires , favoir, par le changement du froid au chaud en 1743 , par une chaleur conftante en 1762, & par le changement du chaud au froid en 1775 ?

93. On eût, à la vérité, lieu de remar-quer dans la conftitution de l'atmofphere, pendant la conftitution catarreufe de 1775, une variation de chaleur confidérable : la chaleur marquée en Octobre dans le temps de l'invafion de la grippe par douze ou treize degrés du Thermomêtre de Réau-

mur, fut fuivie d'un froid, qui déprima la liqueur de mon Thermomêtre entiérement ifolé & fort élevé à feize degrés & demi de condenfation, le 28 Janvier fuivant, ce qui caractérife une variation du chaud au froid de vingt-neuf degrés & demi ; mais il réfulte de mes obfervations fur les maladies, & de celles de beaucoup d'autres Médecins , entr'autres M. Boucher » que le grand froid qui fe fit fentir dès le » commencement de Janvier , fufpendit » les affections catarrales qui régnoient au- » paravant, & que cette maladie finit avec » le dégel & la fonte des neiges ; » (*Journal de Méd.*) de forte que cette grande variation du chaud au froid , bien loin d'occafionner des maladies épidémiques, a été le remede d'une épidémie. Je ne finirois pas fi je voulois faire le dénombrement de toutes les maladies qui ont été attribuées mal-à-propos aux variations de la chaleur ; celles que je viens de citer fuffifent pour avertir les Obfervateurs d'être en garde contre les hypothefes, & de n'en adopter aucune dans la crainte de s'expofer à traiter les malades avec prévention, & à tracer leurs observations sur le canevas des systêmes.

Récapitulation.

94. La chaleur cause donc aux Pays-Bas les *maladies inflammatoires sanguines* ; la froideur y fait naître les *maladies inflammatoires lymphatiques* , & les variations de la chaleur y donnent rarement lieu à des maladies épidémiques ; comme ces variations sont fréquentes dans ce climat, la variation qui aura donné lieu à une épidémie, étant nécessairement suivie peu de temps après d'une autre variation propre à la faire cesser, il paroît certain qu'une épidémie régnante, après différentes variations de la température, ne peut y être attribuée à aucune de ces variations.

CHAPITRE III.

Des changemens notables dans l'humidité de l'atmosphere.

95. L'Humidité est la propriété de l'atmosphere par laquelle l'air tient en dissolution beaucoup de vapeurs ; l'air n'est ja-

mais, & dans aucun lieu, entiérement dépourvu d'humidité; on ne trouve l'air fec que par comparaifon avec celui qui eft plus humide, ou évidemment humide, & la fécherefle n'eft qu'une moindre humidité. La fécherefle & l'humidité font le plus univerfellement le foyer des maladies épidémiques des Pays-Bas. Pendant la fécherefle, l'air qui ne tend qu'à s'afli-miler des particules aqueufes, abforbe celles même des corps vivans; il en réfulte l'àppauvriflement des fucs & le defféchement des fibres; delà un frottement vif & accéléré entre les organes & les liqueurs, l'exaltation de celle-ci, & bientôt après la fievre, & l'excoriation des vaifleaux dont les tuniques font les plus minces, telles que celles des inteftins. Les *dyffenteries* font les fuites de cette conftitution. Leur regne a lieu, pour l'ordinaire, pendant l'Eté & certains Printemps plus fecs que les autres; la férie des obfervations modernes que j'ai rangées fous l'influence de la fécherefle, & qui eft fort longue, commence par une fievre dyflenterique qui a ravagé la ville

de Lille & ſes environs en 1750. HYPO-
CRATE & SYDENHAM ont auſſi remarqué que cette maladie étoit la ſuite de la
ſéchereſſe.

De la ſé-
chereſſe & de
la chaleur.

96. Mais la ſéchereſſe ne regne jamais
ſans chaleur, & c’eſt toujours conjointement avec celle-ci, que celle-là occaſionne des dérangemens dans l’économie
animale. La ſéchereſſe donne aux fibres
une tenſion, & aux humeurs une rareté qui augmente conſidérablement les
diſpoſitions morbifiques qui ſont l’effet
de la chaleur : il en réſulte l’appauvriſ-
ſement des ſucs, leur accenſion, leur ef-
ferveſcence, leur dégénération telle qu’on
l’obſerve dans les ſubſtances animales &
végétales qui ſe corrompent, & des maladies compliquées des ſymptômes qui dépendent de ces deux influences réunies ;
ſavoir, les *fievres ardentes , pourpreuſes ,
gangreneuſes*. Aucune des épidémies dont
j’ai fait la ſérie des effets de cette influence,
ne doit ſon origine à d’autre température
que celle des Etés ſecs & chauds ; une des
plus remarquables de ces épidémies, ravagea les Pays-Bas en Juillet 1757 ; elle

reſſembloit à celle qui avoit ſuccédé au Printemps de 1740, & à celle que WILLIS avoit ſuivie cent ans auparavant (1).

____

(1) Je vais rapporter à ce ſujet une de mes Obſervations que l'on trouvera ſur-tout interreſſante à cauſe des changemens que les variations de l'humidiré apporterent dans le génie de l'épidémie.

» Au mois de Mars 1776, la ſéchereſſe & la
» chaleur furent accompagnées d'une *fievre inflam-*
» *matoire du ſang*, dont la criſe étoit une éruption
» miliaire rouge; elle perſiſta avec ce caractere
» idiopatique juſqu'à la fin de ce mois, pendant
» lequel la plus grande chaleur avoit été de
» vingt à vingt-un degrés, & la plus grande
» ſéchereſſe de ſoixante à ſoixante-cinq degrés.
» Cette maladie fut fort répandue dans les Pays-
» Bas, & y fit des ravages conſidérables parmi les
» enfans & les adultes. «

» Le mois d'Avril ayant été fort ſec, les
» pluies pendant ſon cours ayant à peine
» fourni ſeize lignes d'eau, & le mercure
» s'étant porté pluſieurs fois dans l'Hygromêtre
» au-delà du ſoixante-ſeptieme degré, cette ma-
» ladie redoubla ſes ravages, & les ſymptômes
» en furent plus violens; elle étoit alors une
» fievre *ardente-maligne-exanthématique*, dans la-
» quelle l'éruption paroiſſoit le plus ſouvent dès

97. Le froid regne peu avec la ſéchereſſe, ou pour parler plus exactement, la ſé-

---

» le premier jour de l'invaſion ; il ne ſe faiſoit plus
» de criſe, & la plupart des malades périſſoient
» d'une gangrene intérieure. »

» Au mois de Mai, les pluies qui furent conſi-
» dérables, & qui ne permirent pas au mercure
» de s'élever dans l'Hygromêtre au-delà du cin-
» quantieme degré, apporterent une rémiſſion
» marquée dans l'attaque de cette maladie, &
» un changement ſinguliérement avantageux dans
» l'état des malades. «

» Vers la fin de ce mois, la ſéchereſſe ayant
» repris le deſſus & élevé le mercure dans l'Hy-
» gromêtre juſqu'au ſoixante-dixieme degré, la plus
» grande chaleur étant de vingt-trois degrés, la ma-
» ladie reparut même avec plus de malignité qu'elle
» n'en avoit eu dans le mois de Mars & Avril;
» car elle fut compliquée d'une *eſquinancie gan-*
» *greneuſe* qui emporta ſubitement beaucoup de
» malades. «

» Elle fut ſur-tout meurtriere pendant les dix
» premiers jours du mois d'Août où le mercure
» ſe porta dans l'Hygromêtre à ſoixante-treize
» degrés, & dans le Thermomêtre à vingt-cinq
» degrés ; elle s'appaiſa au commencement de
» Septembre ; on n'en vit plus que quelques traces
» en Octobre où la plus grande hauteur de l'Hy-

chereſſe

chereffe n'eft jamais confidérable dans le temps froid. On ne remarque ordinairement pas en Hiver, une féchereffe plus grande aux Pays-Bas, que l'élévation du mercure dans l'Hygromêtre de trente degrés ; cependant cet état de féchereffe qui feroit peu conféquent dans toute autre faifon, augmente dans celle-ci l'intenfité des maladies que j'ai rapportées dans le Chapitre précédent à l'effet de la froideur ; je vois ordinairement pendant les temps fecs & froids, les maladies qu'Hypocrate a obfervées dans les mêmes conftitutions, les *pleuréfies*, les *péripneumonies*, les *points de côté*, les *inflammations des reins*, les *toux*, les *létargies*, les *apoplexies*.

» gromêtre avoit infenfiblement décliré de trente » degrés ; & en Novembre, elle avoit entiére-» ment difparu. «

Voyez, fur le même fujet, les *obfervations fur une fievre ardente gangreneufe qui a regné pendant les mois de Juin & Juillet* 1778 *à Arras & dans les environs, parmi les femmes nouvellement accouchées, & qui a fait périr toutes celles qui en ont été atteintes*, dans la *Gazette de Santé* de l'année 1779, N°s. 6 & 7.

K

L'obſervation que je fis là-deſſus au mois de Janvier dernier (1778) mérite d'être rapportée : » Le froid qui n'avoit pas été » marqué par une condenſation du mer- » cure dans le Thermomêtre au-delà du » ſeptieme degré, s'étant trouvé domi- » ner du 26 au 29 avec une féche- » reſſe qui élevoit le mercure dans l'Hy- » gromêtre à quarante - ſix degrés, plu- » ſieurs perſonnes furent attaquées, à l'en- » trée du Soleil dans les poiſſons, **de** » *fluxions inflammatoires* dans les viſceres, » & particuliérement dans la poitrine , » leſquelles ſe terminerent heureuſement » par l'expectoration, & la ſuppuration » critique des amigdales «. M. Boucher a conſigné, dans les Journaux de Médecine, un grand nombre d'obſervations ſembla- bles qu'il a faites à Lille & dans les en- virons.

De l'humi-dité.

98. L'humidité dont l'influence jette les fibres dans le relachement, & cauſe l'amas & la ſtagnation des humeurs, traîne rarement après elle des maladies aiguës ; elle donne lieu aux Pays-Bas, à la plupart des maladies chroniques, aux *fievres inter-*

mittentes, aux *fleurs blanches* des femmes, à *l'hydropifie*, à la *cachexie*, au *fcorbut* ; ces maux font fur-tout communs dans les contrées voifines de la mer, pendant l'Automne, alors que la froidure vient avec l'humidité s'emparer de la conftitution Aërienne, quelquefois au Printemps, quand l'humidité qui fuccede à l'Hiver, trouve encore l'air doué d'une certaine froideur, & parmi les fujets qui commettent habituellement les principales erreurs dans le régime, que j'ai fait remarquer à la premiere Partie. (*Conf. 71 & feq.*)

99. L'atmofphere eft rarement humide & chaude aux Pays-Bas ; cependant cela arrive. Cette conftitution de l'atmofphere eft l'époque des maladies effentiellement *putrides*, des *toux idiopathiques* (pour les diftinguer de celles qui font un des fymptômes des pleuréfies & des péripneumonies) des fievres *catarrales* & *péripneumoniques* effentielles, des *angines* de mauvais caractere, *gangreneufes*, des *coqueluches* des enfans. Ces maladies, parce qu'elles accompagnent ordinairement le fouffle des Vents du Midi, ont donné lieu d'ima-

giner qu'elles font produites par les exhalaifons des animaux venimeux qui couvrent les fables brûlans de l'Afrique, d'où
les vents femblent nous amener les germes de la putridité, qu'ils dépofent dans
nos poitrines ou à leurs orifices ; on trouve
pour exemples remarquables de l'influence
de la température qui les occafionne, les
angines gangreneufes obfervées par M.
l'Epecq de la Cloture, au Printemps de
1770, tome 1, page 14, & le *rhume épidémique* qui prit naiffance dans la conftitution chaude & humide de l'Autômne
de 1775, qui parcourut fucceffivement, à
ce qu'on prétend avoir remarqué, toutes
les contrées connues de la terre, & dont
les fuites qui avoient d'abord été fi funeftes, continuerent de faire des ravages
pendant la plus grande partie de l'année
fuivante.

De l'humi-
dité avec la
froideur.

100. L'humidité qui conftitue avec la
froideur la température ordinaire des Pays-
Bas, eft peu propre à y déranger l'économie
animale ; elle paroît plutôt un fecours effi-
cace que la nature emploie pour diffiper
les maladies épidémiques qui avoient été

l'effet des conſtitutions précédentes ; cependant quand l'atmoſphere conſerve long-
temps un grand degré d'humidité & de
froideur , cette conſtitution augmente l'intenſité des *maladies chroniques* dont j'ai
fait mention , (*Conf. 98.*) & donne lieu de
plus aux *rhumatiſmes aigus* , quelquefois
univerſels ſur les parties du corps , toujours longs, rarement funeſtes , & à quelques *fievres catarrales rhumatiſantes* , moins
dangereuſes que celles qui participent aux
cauſes de la chaleur.

101. La ſechereſſe aux Pays-Bas ne fait Récapitula-
tion.
donc qu'augmenter l'intenſité des mala-
dies *inflammatoires ſanguines* , & les rendre plus dangereuſes ; l'humidité y cauſe
les *maladies chroniques à Seroſâ Colluvie* ,
qui s'irritent quand l'atmoſphere eſt en
même temps froide , & auxquelles ſe joignent les *affections rhumatiſmales* ; & lorſqu'elle eſt jointe à la chaleur, elle occaſionne les *fievres catarreuſes* & les *angines*
malignes , qui ſont les plus funeſtes de
toutes les maladies épidémiques , après
celles qui procédent de l'influence des
miaſmes dont je vais parler.

K iij

CHAPITRE IV.

*Des changemens notables qui survien-
nent à la conſtitution de l'atmoſphere
par les altérations de l'air.*

*Des miaſ-
mes.* **102.** **L**Es altérations de l'air par le moyen des miaſmes dépendent inconteſtablement de la ſéchereſſe & de l'humidité ; ceci a beſoin d'être expliqué : les miaſmes ſont des ſubſtances inviſibles répandues dans l'atmoſphere, qui portent avec elles des germes de maladies propres à ſe développer dans nos organes, quand ils y ont été introduits, ſoit par la reſpiration, ſoit par la déglutition, ſoit par l'inhalation de tous nos pores ; car ces trois fonctions deſtinées à la nutrition des individus, ſont auſſi ſouvent, hélas ! les moyens que la nature emploie pour leur deſtruction. Dans quels endroits & comment ſe forment les miaſmes, & de quelle maniere ſont-ils répandus dans l'atmoſphere avant de ſe communiquer à

nos organes ? Voilà ce qu'il feroit inter-
reffant de développer, pour découvrir
quelles font les fuites fâcheufes de leurs
influences, & apprendre à y obvier ;
mais il n'eft pas aifé de rendre cet objet
affez évident pour réunir les opinions des
Médecins ; les miafmes ont plufieurs caufes ; quelquefois ils viennent de la terre,
c'eft-à-dire de certaines exhalaifons qui
partent de fes entrailles, comme des puits,
des foffes, &c. Mais plus fouvent les miafmes de l'air viennent de l'air lui-même ;
c'eft de ceux-ci feulement que je dois
m'occuper dans cet Ouvrage.

103. La difpofition de l'air qui occafionne les miafmes, eft celle qui acce-
lere la putrefaction des fubftances placées
fur la furface de la terre, qui y font difpofées : telle eft principalement celle qui
préfide à la formation des orages ; on fait
qu'alors les viandes fe gâtent promptement, & que les latrines, les foffes de
propreté des Villes, & les animaux expofés à la voirie, exhalent au loin leur
odeur : cette difpofition de l'air eft d'être
fec, chaud & ftagnant ; il eft vraifembla-

ble que l'atmofphere qui devient plus légere dans cette circonftance , comme le
démontre l'abaiffement du Baromêtre
qu'on obferve toujours dans ce cas, permet à l'air renfermé dans les fubftances
putréfiées, de fe dilater , & de profiter
du débandement de l'atmofphere pour
s'échapper & emporter avec lui des vapeurs chargées de germes de putréfaction , qui n'attendent que d'être dépofés
fur des fubftances putrefcibles , pour hâter leur converfion en la même nature
qu'eux. En effet, la combinaifon des maladies qui procédent des miafmes, au premier rang defquelles eft *la pefte*, avec les
conftitutions de l'atmofphere , m'a démontré que ce genre de maladies épidémiques ne prend ordinairement naiffance
que dans les endroits où la température
eft telle qu'on a coutume de l'obferver
dans le temps de la formation des orages
confidérables , favoir, feche , chaude &
ftagnante , & après les temps où cette difpofition de l'atmofphere a eu beaucoup
d'intenfité; l'Egypte, ce Royaume fâmeux
par le nombre des maladies peftilentielles

qui l'ont ravagé, fournit une foule d'exemples qu'on ne peut voir fans être convaincu que la propriété de l'air qui donne lieu aux miafmes, eft celle qui domine pendant l'Eté, faifon qui eft toujours de la plus grande chaleur en Egypte, & pendant laquelle il n'y a point d'autre vent que le foible fouffle *étéfien*. On a lieu de s'affurer que plufieurs maladies femblables que VALERIOLA, RANCHIN, & fur-tout MEZERAI, ont obfervées en Languedoc, tenoient aux mêmes conftitutions, fi l'on a foin de remonter à l'époque de leur origine ; M. l'Epecq de la Cloture nous apprend » qu'en 1721 & » 1722, la pefte fut prefque univerfelle » dans la France, fur-tout depuis Pâques » jufqu'à la Touffaint. « (*tom.* 2, *p. 281*); Sydenham confirme ce que j'avance : *Exoritur* (la pefte) *circa anni partem quæ inter ver & æftatem ambigit.* (c'eft le folftice d'Eté) *Crefcente anno adolefcit, eodemque vergente collabafcit, donec tandem aërem in diathefim huic morbo adverfantem glacialis bruma tranfmutet.*

104. Mais la difpofition feche, chaude

& ſtagnante de l'air qui cauſe les miaſmes, n'eſt pas auſſi propre à les répandre : ils ont beſoin de l'humidité pour être fixés à la portée des hommes ; c'eſt pourquoi la plus grande vigueur des maladies miaſmatiques ſe remarque en certains Automnes où la température qui eſt ordinairement humide, conſerve encore une certaine chaleur, parce que les vapeurs qui ſont ſuſpendues dans l'atmoſphere, retiennent à notre hauteur les germes de ces maladies, & nous obligent à les percevoir, en s'oppoſant à leur plus grande élévation; on a remarqué que la peſte n'a jamais paru au *Caire*, Ville capitale de l'Egypte, qu'aux mois de Septembre ou d'Octobre, qui ſont les plus humides. L'Automne de l'année 1757, pendant l'Eté de laquelle on venoit d'obſerver une maladie maligne-gangreneuſe, donna lieu, par ſon extrême humidité, à une maladie peſtilentielle qui fût encore bien plus meurtriere. Il y a une deſcription intéreſſante des ravages qu'elle fit à *Plenée Jugeon*, auprès de *Lamballe*, Pays-plat, bas, aquatique, où les trois-quarts des Habitans furent attaqués, où un quart au moins périt. M. Boucher avoit suivi deux ans auparavant les incursions d'une épidémie semblable dans le Pays de *Lille* ; toute la Flandre Françoise, & sur-tout *Lomme*, *Capinghem*, *Lamberfart*, *Seclin*, l'Artois, la Picardie, & beaucoup d'autres Provinces, ont été également ravagées par ce fléau, qui étoit d'autant plus redoutable qu'il y avoit en même-temps grande disette de bled, & que beaucoup de gens étoient obligés de tirer leur nouriture de celui qui avoit germé.

105. D'après ces résultats des Observations Météorologiques & Médecinales combinées, il paroît que le climat des Pays-Bas est peu propre à la génération des miasmes, en ce que l'air y est plus rarement sec, chaud & stagnant; mais que ces Pays sont fort sujets à être infectés des maladies miasmatiques, dont les germes sont venus d'ailleurs, par la raison de l'humidité de l'atmosphere qui y retient ces germes. Ces deux assertions ont été, long-temps avant mes remarques, le fruit de celles de LEVINUS LEMNIUS que j'ai déja cité : *Hoc tamen*, dit cet Au-

teur, *habet commodi*, (l'air des Pays-Bas) *quod contagioni ac pestiferis morbis minus sit obnoxius ac serius inficiatur, at infectus immaniter in hominum corpora graffatur nec facile conquiescit*. Au reste, les maladies miasmatiques se présentent sous une infinité d'aspects qu'on ne pourroit distinguer les uns des autres, qu'en rapportant d'un bout à l'autre toutes les observations qui les concernent ; elles sont tantôt *putrides-vermineuses*, tantôt *exanthémateuses-malignes*, tantôt *gangreneuses*, *carbunculeuses*, ou en un mot *pestilentielles*; celles qu'on observe le plus souvent aux Pays-Bas, sont les *angines* de différens caracteres malins. Le Printemps & l'Eté de l'année 1771, furent remarquables par des *angines* & une *constitution* épidémique, *putride-maligne*, qui y fit d'horribles ravages : plusieurs Médecins se rappelleront cette époque avec sensibilité.

Par les pluies considérables. 106. Les résultats de mes combinaisons n'ajoutent rien à ce qui a été déterminé par Hypocrate touchant l'influence des pluies. Parmi les maladies qui forment la classe que j'ai soumise à cette influence, on diftingue la *fievre putride-maligne* de 1755, (qui prit naiffance dans une température humide & chaude, & dura une année entiere, pendant laquelle il n'y eût pas un jour fans pluie, & où l'Hiver fe paffa fans gelées) quelques *fievres bilieufes, colliquatives* & des *diarrhées*.

107. Quoique je me fois étendu dans la premiere partie de cet Ouvrage fur l'influence des Vents, de maniere à laiffer peu de chofes à défirer fur ce fujet, je dois dire ici que les maladies qu'ils occafionnent, font fur-tout celles qui ont fait la matiere du premier Chapitre de cette feconde Partie, ou qui viennent des variations du *poids de l'atmofphere* : en effet, l'égalité du terrain des Pays-Bas, & la proximité de la mer, y favorifent beaucoup la fougue de différens courans d'air, dont les chocs occafionnent de grands changemens dans les conftitutions. Il ne faut pas non plus perdre de vue leurs influences fur les maladies qui procédent de la *communication des miafmes*.

108. Je n'entrerai dans aucun détail touchant les maladies qui réfultent de l'in-

fluence de la matiere électrique répandue dans l'atmosphere, & faisant partie de la constitution des hommes ; cette connoissance encore au berceau, est susceptible d'une infinité d'erreurs dans lesquelles je me garderai bien de courir le risque d'entraîner quelqu'un. Je pars des seuls principes qui me sont nécessaires ici, pour faire l'application des phénomenes connus de l'électricité naturelle aux dérangemens de l'économie animale.

1°. Le fluide électrique est répandu par-tout, & il s'agite continuellement dans les corps & hors des corps, suivant la plus ou moins grande affinité de leur substance avec lui.

2°. L'abondance du fluide électrique n'a lieu dans un corps qu'aux dépens des autres corps moins propres que lui à le recevoir ou à le fixer.

3°. Le fluide électrique est dans les corps vivans, l'agent du mouvement qui y entretient la vie ; plus il est abondant & actif dans les organes, plus ces organes eux-mêmes sont forts, & plus les mouvemens qui se passent dans la machine, rendent le fujet vigoureux ; au contraire, le défaut du fluide électrique, rend les organes des hommes foibles, & leur vie languiffante.

4°. La vapeur de l'eau paroît être *jufqu'à préfent* la fubftance qui a le plus d'affinité avec le fluide électrique.

5°. Cette vapeur enleve le fluide électrique aux corps qui le contiennent. Ces deux derniers principes font le fruit des expériences de M. MAUDUIT DE LA VARENNE.

Il réfulte de ces principes que la température la plus ordinaire des faifons aux Pays-Bas étant humide ou chargée de vapeurs, la matiere électrique y eft en plus grande abondance dans l'atmofphere, & par conféquent en moindre abondance dans les hommes. Ce qui me donne lieu de conclure que les Habitans des Pays-Bas étant peu électriques, font fujets aux maladies qui procédent de la moindre quantité de cette matiere ; mais je ne puis prévenir fur l'efpece de ces maladies, le jugement de l'Académie de Lyon à qui feule il appartient de les déterminer (*Conf. 2ᵉ. partie, prélimin. XIII, page* 100).

109. On fait affez que l'air des Pays-Bays fe charge d'autres fubftances diffoutes que l'eau , les miafmes & la matiere électrique, pour prouver que je n'aurois pas rempli la tâche impofée par l'Académie pour laquelle j'écris, fi je négligeois de faire mention de leurs influences; je veux parler des vapeurs tranfpirées de la terre : (*Conf.* N. B. *page 87.*) on les voit , après le Soleil couché, fous la forme d'une fumée blanche qui couvre les terres graffes à la hauteur d'environ deux pieds, & on les retrouve le lendemain qui fe jouent au milieu des arbres à l'heure du matin où la réverbération des rayons du Soleil , les fait diftinguer du refte de l'atmofphere. Il paroît que l'attouchement de ces vapeurs que j'ai dit être bitumineufes (*Conf. 51.*) fur la furface du corps, enduit les organes de la tranfpiration d'une fubftance qui gêne cette excrétion; de plus, par fon mêlange avec l'air qu'on refpire , & avec les alimens, ces bitumes fubtils s'introduifent dans la poitrine & dans l'eftomac, ils cherchent la bile avec laquelle la chimie démontre

qu'ils

qu'ils ont une grande affinité ; ils se combinent avec elle, l'exaltent & occasionnent par-là de grands dérangemens dans l'économie animale. Les maladies qui résultent de cette influence, sont les *fievres bilieuses* ou *putrides* que PRINGLE a décrites dans ses observations sur les maladies de l'armée qu'il servoit dans les Pays-Bas ; elles attaquent ceux qui habitent les environs des marais & des terres chargées de bitumes, & dans les saisons où la terre a pleine liberté de transpirer, comme en Automne & au Printemps ; plus de vingt-cinq époques qui m'ont fourni la série de ces observations en font foi. SYDENHAM le confirme : *Autumno vero jam se propriùs accedente, dyssenteriæ (morbus si accuratiùs loqui velimus, verè Autumnalis) febribus dyssentericis æstatis succedebant.* Le même : *Animadverti morbum hunc, uti nunc, ita ferè semper Autumni initio invadere solere & appropinquanti hyeme pro tempore cedere.* La fin de l'Eté de 1765, le commencement du Printemps 1766, & les Automnes de 1772 & 1777, ont été les époques des maladies de cette espece : du *cholera morbus*, de la *dyffenterie*, des *diarrhées bi-lieufes* & des *fievres peripneumoniques* & *bilieufes-putrides*, felon M. l'Epecq, *tom.* 3, *pag.* 652 (1). Plufieurs circonftances que l'attention permet de faifir, prouvent qu'on n'a pas trouvé de caufe à ces maladies plus naturelle que la tranfpiration des terres ; en effet, elles n'attaquent prefque jamais que les pauvres gens & les gens de la Campagne ; elles font communes parmi les foldats cam-pés, & menacent tous ceux qui vivent de beaucoup d'herbages, dans les faifons que je viens de citer ; les Habitans des Villes, dont le fol eft couvert de pierres, n'en font jamais incommodés, fans que le Médecin ne puiffe trouver dans leur régime, quelqu'erreur relative à la tranfpiration de la terre, comme celle de s'être expofés aux vapeurs qu'elle exhale après le coucher du

---

(1) Une maladie de cette derniere efpece ; exerça fes ravages en l'Automne 1777, à *Foffeux*, Village d'Artois, où elle régna pendant fix mois confécutifs, où d'environ deux cens Habitans, plus de cent furent attaqués, & une vingtaine de jeunes gens de feize à vingt-quatre ans périrent.

Soleil, ou d'avoir mangé des herbes couvertes de ces vapeurs (1).

---

(1) L'extrait fuivant de mes obfervations, m'a
paru fi propre à fervir d'éclairciffement fur ce point,
que je demande à l'Académie la permiffion de
l'ajouter à l'ouvrage qu'elle a couronné : » je cher-
» chois depuis long-temps à découvrir des rap-
» ports entre les maladies que j'obferve prefqu'en
» tous les Automnes & leurs caufes ; enfin, voici
» ce que je remarquai au mois d'Août 1778 : le
» temps, le moment même de l'entrée du Soleil au
» figne de la *Vierge*, fut marqué par le premier
» des brouillards qui ont coutume de devancer
» l'Automne ; je vifitai un peu la Campagne
» après le lever de cet aftre, & je vis que l'humidité
» s'étoit convertie fur les plantes en une efpece de
» liqueur ou de fuc épaiffi, que les gens de la Cam-
» pagne appellent *manne* dans ces Provinces. J'avois
» perdu de vue cette remarque, quand un évé-
» nement me la rappella en me marquant le cas
» que j'en devois faire ; les 25 & 26 de ce mois
» où le même brouillard eût lieu, furent remar-
» quables par des *diarrhées* fans fievre accompa-
» gnées de *refferremens de l'eftomac*, de *coliques*,
» d'*épreintes*, une quantité de perfonnes en furent
» incommodées ; comme j'ai pour regle de voir les
» excrémens, fur-tout dans les cours de ventre,
» quelle fut ma furprife de trouver par-tout des
» herbages mal digérés & mêlés de bile porracée ;
» en effet, cette incommodité avoit pris le Di-

CONCLUSION.

110. ON reconnoît, d'après ce que j'ai exposé dans cette seconde Partie, que la conf-

» manche , jour auquel le commun des Habitans
» de cette Ville a coutume de faire sa nouriture
» d'un potage , où entre beaucoup d'herbages
» qu'ils achetent aux gens de la Campagne qui
» les ont cueillis le matin long-temps avant le lever
» du Soleil , pour les apporter à temps au marché ,
» & que les Pauvres ne font le plus souvent qu'a-
» vec la décoction pure & simple des herbes &
» un peu de beurre. A cette même époque , plu-
» sieurs personnes de *Duisans* , Village où le sol
» des environs paroît fournir une transpiration très-
» abondante , & qui n'est qu'à une lieue d'ici , eu-
» rent la *fievre bilieuse inflammatoire des intestins.* «
» Je ne dirai pas que par cette observation j'ai
» pris la nature sur le fait ; mais elle paroîtra sans
» doute assez intéressante pour engager les Méde-
» cins-physiciens à y faire attention quand elle se
» présentera à eux ; ils savent déja , par des té-
» moignages sûrs , que les animaux qui broutent
» l'herbe dans le temps de la présence des brouil-
» lards qui devancent l'Automne , ou qui accom-
» pagnent ou suivent de près le lever d'*Arcturus* ,
» en contractent differentes maladies graves , telles
» que celles du poumon & du foie , si on ne

titution VARIABLE, FROIDE & HUMIDE,
qui eft la plus ordinaire des faifons aux

» leur fait fouler & battre, pour ainfi dire, l'herbe
» avant de les laiffer paître ; que le fuc des fleurs
» que les abeilles recueillent dans les mêmes cir-
» conftances, forme un très-mauvais miel, &
» porte même un germe funefte dans leurs pe-
» tites républiques, & que les raifins que l'on dé-
» tache du cep les matins où ils font couverts de
» brouillards pour les manger incontinent, don-
» nent la *diarrhée*, & quelquefois d'autres *mala-*
» *dies bilieufes* très-fâcheufes. «

» On demandera peut-être comment il arrive
» dans l'hypothefe de l'influence des vapeurs tranf-
» pirées de la terre fur les maladies bilieufes,
» qu'un ou quelques endroits en foient feuls in-
» commodés, tandis que la tranfpiration de la
» terre eft la même dans tous les endroits où le
» fol eft de la même nature ; cette objeftion qui
» renverferoit toute autre hypothefe, ne fait que
» donner à celle-ci une nouvelle force : les vapeurs
» tranfpirées de la terre qui s'élevent dans l'air
» de tous les endroits également, y font raf-
» femblées par les vents, comme les nuages, en
» différens tourbillons qui, après avoir circulé quel-
» que temps dans l'atmofphere, font fixés ou re-
» tenus en différens endroits par différentes circonf-
» tances, par les bois par exemple. «

» Dans les Pays où j'obferve, il y a peu de

Pays-Bas, y rend les Habitans sujets à quatre
especes de maladies épidémiques; 1°. aux
APOPLEXIES, aux ASPHYXIES & aux

» bois, mais les Villages y sont pour la plupart
» entourés d'arbres qu'il faut regarder comme la
» cause déterminante des maladies dont je parle;
» les potagers sur lesquels le brouillard se dépose
» parmi les arbres, en sont la source immédiate;
» les Villes & les Villages situés sur un sol bien
» aéré, & qui n'ont point, ou qui ont peu d'ar-
» bres dans leur voisinage, n'en sont presque ja-
» mais atteints. Quand ces maladies régnent plus
» tard sans avoir de cause manifeste, ne peut-on
» pas penser que les vapeurs transpirées de la
» terre s'étant déposées dans les Campagnes sur les
» moissons avant qu'elles aient été enlevées, ont
» laissé le germe de l'épidémie attaché au grain?
» En effet, on remarque que ces maladies sur-
» viennent quelquefois peu de temps après la ré-
» colte, parmi les gens peu aisés qui sont obli-
» gés de faire usage trop précipitamment du bled
» nouveau ; n'est-il pas possible encore que le
» cultivateur qui s'empresse de serrer les herbes
» de l'arriere-saison , qu'on appelle les *regains* ,
» avant le lever du Soleil , & souvent pendant
» la nuit , emporte avec elles le principe de dif-
» férentes maladies épizootiques , qu'on est dans
» l'usage d'attribuer à de toutes autres influences. «

MORTS SUBITES, qui font les fuites des variations du poids de l'atmofphere ; 2°. aux maladies INFLAMMATOIRES, LYMPHATIQUES & CATARREUSES , qui réfultent de l'influence du froid ; 3°. aux RHUMATISMES AIGUS , aux CATARRES RHUMATISANS , qui font l'effet de l'humidité unie à la froideur & aux maladies COLLIQUATIVES, qui fuccédent aux grandes pluies ; 4°. enfin , aux affeĉtions PUTRIDES-VERMINEUSES , EXANTHÉMA-TEUSES-MALIGNES, GANGRENEUSES, CARBUNCULEUSES, PESTILENTIELLES, qui font les fuites de la communication des fubftances miafmatiques par le moyen de l'humidité ; on doit ajouter aux maladies de la troifieme efpece, les FIEVRES BILIEUSES, qui paroiffent caufées par les vapeurs que la terre tranfpire ; les autres conftitutions de l'atmofphere des Pays-Bas & leurs changemens notables, y donnent rarement lieu à des maladies populaires fort répandues.

Fin de la feconde Partie.

L iv

*Q*UOD *si morbi cujuslibet Historiam diligenter perspectam haberem , par malo remedium nunquam non scirem adferre , variis ejusdem phænomenis viam quâ mihi incedendum foret haud dubiam præmonstrantibus ; quæ quidem phænomena si inter se sedulò conferantur , manu quasi ducerent ad judicationes illas maximè obvias quæ ex intimo naturæ sensu , non vero phantasiæ erroribus depromuntur.*

SYDENHAM.

MÉTÉOROLOGIE
APPLIQUÉE
A LA MÉDECINE.

TROISIEME PARTIE.

Quels font les moyens d'obvier aux suites fâcheuses de la température la plus ordinaire des faisons aux Pays-Bas, & des changemens notables dans cette température ?

PRÉLIMINAIRES.

I. E N général les moyens d'obvier aux fuites fâcheufes des influences de la température, font auffi peu connus que les fuites pofitives de ces influences; nous fommes feulement redevables d'un petit nombre de découvertes là-deſſus aux recherches des modernes qui, éclairés des flambeaux de la Météorologie, allumés à tous les coins du monde Médecin, ont interrogé la nature avec attention, & ont heureuſement interprété ſes oracles.

II. Mais ces moyens ne ſont pas praticables en grand; l'atmoſphere n'eſt point ſuſceptible des changemens que la phyſique a ſuggérés : pour obvier donc aux maux qui réſultent des influences de la plupart des conſtitutions de l'air, l'unique moyen paroît être de chercher un climat plus ſain; mais où le trouver? Les maladies qui épargnent ſi peu d'endroits dans l'univers, n'obligeroient-elles pas ceux qui voudroient les éviter par la fuite, à être tous les jours à la veille de leur départ? D'ailleurs on ſait que les hommes ſont le plus ſouvent attachés aux Pays qu'ils habitent par des circonſtances indiſpenſables, même dans les dangers preſſans d'une maladie contagieuſe. D'autre côté le changement de climat, quand il pourroit être mis facilement en uſage pour obvier aux ſuites fâcheuſes des différentes températures, feroit peut-être auffi dangereux que les influences dont on auroit voulu fe garantir; on en eft convaincu, quand on confidere qu'un grand nombre de fujets ne s'habituent qu'au détriment de leur fanté, fous un ciel différent de celui où leur conftitution s'eft formée.

III. Ces réflexions m'ont fait balancer fi, pour mériter le fuffrage de l'*Académie de Bruxelles*, en travaillant à remplir les vues énoncées dans fon programme, je devois m'occuper de la partie proprement médicinale, qui a pour but de remédier aux fuites fâcheufes des différentes propriétés de l'air, ou feulement indiquer les moyens d'obvier aux accidens qu'elles occafionnent. La difficulté de découvrir ces moyens, fans avoir recours à l'analogie des remedes propres à guérir les maux qu'on voudroit prévenir, m'a déterminé à envifager le *profpectus* de l'Académie fous ces deux points de vue, & à traiter l'objet du Médecin qui remédie aux maladies, & celui du Phyficien qui veut y obvier; en effet, ces objets

font inséparables, & ils se prêtent mu-
tuellement des secours ; ils seront le sujet
de deux Chapitres qui subdiviseront cette
question en deux Parties.

IV. Avant d'entrer en matiere sur les
moyens de remédier aux suites fâcheuses
des influences de la température, je dois
prévenir la surprise des personnes qui re-
marqueront que ces moyens sont en bien
petit nombre, eu égard à la quantité de
maux qu'il s'agit de combattre, en leur
rappellant que la plupart de ces maux
n'ont souvent besoin d'aucun secours :
ceci a trait aux dogmes épurés qui ont
été le fruit des recherches de l'*Académie
de Dijon* & du travail de l'élégant M.
VOULLONNE, sur la question de *distinguer
les maladies dans lesquelles la Médecine
agissante, est préférable à l'expectante, &
celle-ci à l'agissante.* Ces dogmes que M.
Voullonne a resserrés dans peu de lignes,
se présentent naturellement à la tête de
tout ouvrage de Médecine pratique ; j'aurois cru ne pas remplir la tâche que je
me suis imposée dans celui-ci, si j'avois
négligé de leur y faire trouver place :

» La Médecine expectante doit avoir lieu,
» 1°. toutes les fois que le principe de
» la maladie fera inconnu, 2°. toutes les
» fois qu'on manquera de moyens pour
» l'attaquer, 3°. toutes les fois que ces
» moyens feront d'une application plus
» dangereuse qu'il ne l'est lui-même. «

V. Or, parmi les maladies qui dépendent des constitutions de l'atmosphere, un grand nombre, n'est-on pas obligé de l'avouer? font telles qu'on ne connoît encore au juste ni leurs causes, ni les secours de l'art dont elles ont besoin, ni tout le danger des armes avec lesquelles on a coutume de les combattre. Peut-on alors balancer à exclure de leur traitement la médecine agissante, & sur-tout cette médecine présomptueuse & hardie, qui se sert de moyens actifs & décisifs auxquels on peut attribuer la mort des malades quand ils succombent? Les maladies épidémiques ne sauroient donc être conduites avec trop de circonspection & de défiance ; l'empressement inconsidéré d'agir ne peut conduire que par la route des bévues aux moyens de s'opposer à leurs ravages ; moyens que l'on est souvent obligé de saisir, en revenant sur ses pas, dans l'expectation.

VI. Il est bien vrai que j'aurois pu faire un gros livre de cette partie seule de mon ouvrage, si je m'y étois occupé des traitemens qu'exigent toutes les especes de maladies épidémiques mentionnées dans la précédente, ou à faire concorder les opinions très-dissemblables des Auteurs sur ces traitemens ; mais j'ai pensé que pour me conformer aux désirs de la célebre Compagnie pour laquelle j'écris, il me suffisoit d'indiquer les principaux moyens convenables dans chaque circonstance, choisis parmi ceux dont le succès est assuré, en ne prêtant sur-tout l'oreille qu'à la nature, & en enseignant par elle à compter peu sur les ressources de l'art, qui n'ont d'autre but que d'entrer dans les vues de cette mere commune, de l'aider, de la remplacer.

CHAPITRE PREMIER.

Moyens curatifs, qui conviennent aux suites fâcheuses de la température la plus ordinaire des saisons aux Pays-Bas, & des changemens notables qui se font dans cette température.

111. COmme il me seroit impossible de rien avancer qu'au hazard touchant les moyens de remédier aux suites des variations du poids de l'atmosphere dont j'ai parlé au *Chapitre premier de la seconde Partie*, je me dispenserai d'en proposer aucun, en attendant que les observations que j'ai rassemblées dans ce Chapitre, aient réveillé l'attention des Physiciens-Médecins, & que je me sois procuré par mes propres recherches, plus de connoissances sur ce sujet : il me reste à prescrire des remedes contre les suites fâcheuses des autres propriétés de l'atmosphere, dont les unes procédent des influences de la

température la plus ordinaire des saisons, & les autres de ses changemens notables. Tout ce que je dirai là-dessus sera fondé sur des faits.

De la chaleur.

112. Le Médecin guidé par la physique, trouve que tous les moyens de remédier aux suites fâcheuses de la température, se rapportent à cet axiome : *contraria contrariis curantur*, dont l'application n'est jamais juste selon tout autre principe : les maladies causées par les grandes chaleurs, sont celles dans lesquelles les humeurs des corps sont extraordinairement dilatées, & n'exigent de l'art que de les restituer en leur état naturel par une juste condensation ; on saigne fréquemment dans ces sortes de cas & sans doute avec peu de raison : (1) il

______

(1) Je ne veux point parler de la saignée qu'on est quelquefois obligé d'opposer à la pléthore, lorsqu'elle se manifeste au commencement des maladies, il faut sans doute diminuer le volume du sang, pour prévenir les suites de sa trop grande quantité ; mais on a tellement prostitué cette précaution, qu'on a mérité le blame de tous les grands Médecins observateurs, parmi lesquels

arrive

arrive prefque toujours qu'après la faignée, les humeurs fe dilatent davantage ;
HELMONT raconte que les Japonoi, faifoient ce raifonnement aux Jéfuites qui
leur prefcrivoient la faignée dans les maladies aigues. *Adjiciendum potius fanguini
ut fervor ejus compefcatur ; nam fi partem
eorum quæ fervent detraxeris, reliquæ magis
ac magis ebuilient.* HELVETIUS a été du
même fentiment ; c'eft pour cela que bien
des illuftres Praticiens fe font rencontrés
en interdifant la faignée, par exemple,
dans la petite vérole, malgré les indications qui paroiffent l'exiger, parce que
dans cette maladie où toutes les humeurs
font difpofées à une grande dilatation, fi
on diminuoit leur volume, on augmenteroit encore leur propriété dilatable, &
on aggraveroit les fynptômes. On voit
rarement aux Pays-Bas des maladies épi-

M. l'*Epecq de la Cloture* reproche, par une jufte
exclamation, aux Médecins ordinaires leur mauvaife habitude de commencer le traitement de
prefque toutes les maladies épidémiques par la
faignée.

M

démiques caufées par la chaleur, mais elles y font affez communes pour apprendre aux gens de l'art à ne leur oppofer les faignées qu'avec beaucoup de circonfpection.

De la chaleur avec la féchereffe.

113. La féchereffe ne fait qu'augmenter l'intenfité des maladies caufées par la chaleur, qu'oppofer une plus forte raifon au projet d'employer la faignée, & mettre mieux à découvert l'indication de réprimer la dilatation des humeurs, & de les rendre plus fluides; il n'y a point de moyen plus propre à remplir cette double indication que les *rafraîchiffans*; ces remedes qui faifoient partie du régime de la fanté dans les climats chauds & fecs des Grecs & des Romains, commencent feulement à s'accréditer parmi nous, fur l'autorité des favans Médecins que l'expérience a déterminés à les fubftituer aux faignées, aux échauffans, aux évacuans, & aux veficatoires, remedes qui concouroient évidemment, avec la difpofition de la température, à hâter la dégénération putride des humeurs & la gangrene des parties; on a mille exemples des fuites

funeftes de ceux-ci, & de l'efficacité des autres, quand ils ont été appropriés aux circonftances des temps, des lieux, & de la conftitution des fujets : ce font *l'air frais*, naturel ou *rafraîchi* par la *préfence des végétaux* dont les anciens couvroient le plancher des chambres où étoient les malades, ou par les *Ventillateurs* remis en ufage par HALES, & fi juftement recommandés par ARBUTHNOT, *l'afperfion de l'eau froide* autour des malades, *les bains*, même *froids*, la *boiffon de l'eau froide, acidulée* ou *nitreufe*, les *lavemens*, &c. Sydenham a dû la plus grande partie de fes cures, dans les maladies de l'Eté, au foin qu'il avoit de préferver les malades de la chaleur continuelle de leur lit (1).

114. Les maladies aigues qui font les fuites du froid de l'atmofphere, foit feul, foit uni à l'humidité, paroiffent n'attendre qu'une révolution heureufe dans l'art de

De la température froide & humide.

---

(1) Ce qui regarde dans cette partie les fuites fâcheufes de la chaleur unie à l'humidité, rentre dans ce que jai à dire de celles des altérations de l'air par le moyen des miafmes.

guérir, pour fecouer entiérement le joug de la médecine agiffante ; qu'on confidere d'un côté la pratique des grands Maîtres de l'art dans les fievres catarreufes, dans les pleuréfies lymphatiques, les maladies fluxionnaires, & toutes celles qui ont été l'effet de la froideur ; & de l'autre, les fuites de la routine qui prefcrit, dans ces cas, les faignées en grand nombre, les boiffons accablantes, les locks épaiffif-fans, une température échauffée par l'art, &c. Ici que de fuites funeftes ! tandis que là, la *médecine expectante* qui préfide à tout, opere les plus brillans fuccès, prefque fans autre précaution que celle de ne pas faire éprouver aux malades le contrafte toujours dangereux d'un grand changement de la température à laquelle ils avoient coutume d'être expofés. Sydenham nous dit que les fievres épidémiques qui régnerent à *Londres* en 1673, 1674, & 1675, ne fupportoient point la faignée réitérée, quoiqu'elles fuffent de l'efpece inflammatoire : » la faignée, dit auffi M. » L'EPECQ DE LA CLOTURE eft contraire » dans les pleuréfies d'Hiver, catarreufes

» ou putrides , & devient meurtriere en » la répétant «. Un nombre infini d'obfervations dépofent contre ce remede appliqué dans des cas femblables. (1) Mais

---

(1) En général , les *faignées* ne conviennent point aux Habitans des Pays-Bas ; la température la plus ordinaire des faifons , & la conftitution des hommes paroiffent y rendre cette opération encore plus nuifible à l'économie animale qu'en tout autre climat ; elle y devient fouvent le plus dangereux ennemi de la vie de ceux qu'on avoit voulu conferver par fon moyen. Ou elle conduit à la mort par la diminution des forces dont la nature auroit eu befoin pour remporter la victoire fur la maladie , ou bien l'épuifement qui en eft la fuite , ne permet plus aux malades de fortir de convalefcence , ni à l'art de les délivrer des maladies chroniques qui les minent enfuite. Combien il y a d'exemples de ce que j'avance ! J'ai choifi ce paragraphe pour parler de la faignée en général , parce que c'eft au fujet des maladies dont il y eft queftion , qu'on l'emploie le plus fouvent , & le plus évidemment mal-à-propos ; la même raifon me fait blâmer au même endroit , l'ufage des *purgatifs* ; ces remedes paroiffent à la vérité quelquefois indiqués dans les maladies populaires des Pays-Bas ; mais ce n'eft , dans les maladies aigues que je viens de nommer , que dans les cas

l'expérience a déterminé dans les maladies dont il eſt queſtion, à ajouter quelquefois au régime *humeĉtant* qui ſuffit ordinairement pour la cure, l'application des *veſſicatoires*, moins ſans doute, parce qu'ils attirent l'humeur morbifique, que parce qu'ils rémédient à l'inertie des ſolides & à l'épaiſiſſement des liquides qui procédent de l'influence de la températures, & d'où ces maladies dépendent le plus ſouvent ; c'eſt auſſi à cauſe de cette diſpoſition des ſujets que les *veſſicatoires* conviennent dans la plupart des petites véroles qui ſont de toutes les ſaiſons aux Pays-Bas, mais ſur-tout dans celles des ſaiſons froides & humides.

115. Les maladies chroniques qui prennent naiſſance dans les températures froides & humides, ſont celles contre leſ-

---

où il y a de la ſaburre à entraîner d'abord, afin d'enlever le foyer d'une autre maladie qui pourroit ſe joindre à la premiere ; alors on doit préférer les *purgatifs doux*, aiguiſés par de *légers émétiques* & donnés en lavage ; dans toute autre circonſtances, & ſous toute autre forme, ils nuiſent en augmentant l'inflammation ou en y diſpoſant.

quelles la Médecine a befoin d'être la plus active. (*Conf. 98 &100.*) C'eft ici feulement que les *purgatifs* conviennent·; encore, doivent-ils être ménagés & foutenus d'un régime convenable. M. *Poiffonnier Defper-rieres*, s'eft étendu fur ce régime dans fon *Traité des maladies des gens de mer* : » il » y recommande d'éviter l'humidité, de » fe couvrir fort dans les temps froids, » humides, pluvieux, ou lorfqu'il regne » des brouillards, de ne point coucher » dans des lieux humides, de faire ufage » du *vin*, des *acides*, des *amers ftomachi-* » *ques*, des *toniques*, des *alkalis* tant *fixes* » que *volatils*. « La *gymnaftique* obtient parmi ces moyens le premier rang (1).

---

(1) Ce fujet me rappelle le Mémoire de M. *d'Aignan*, dont j'ai promis de parler (*Conf. 70.*) ; cet Auteur prefcrit *l'ufage habituel de la liqueur du genievre* (qui eft l'objet d'un commerce confi-dérable dans les Pays-Bas) *pour contribuer à la confervation de la fanté, & rétablir les dérangemens qui proviennent de la température humide & froide, combattre les défavantages de la conftitution, les vices du régime, & les inconvéniens du climat;* tandis qu'on attribue, & fans doute avec raifon,

Des altéra-
tions de l'a
par les mia-
mes.

116. J'ai dit que les maladies qui procédent des altérations de l'air par les miasmes, prennent différens types suivant les conſtitutions qui leur donnent lieu, & suivant leurs autres cauſes aériennes

---

les mêmes maux, dans tout autre pays, à l'uſage des liqueurs qui ſont à peu près de la même nature : il ne m'appartient pas de m'élever contre les faits dont M. d'Aignan étaye ſon opinion ; mais il me ſemble que celle-ci peut mériter de lui être ajoutée ; l'eſtomac n'eſt point le ſiege du mal ; la peau eſt l'organe dont la fonction léſée occaſionne tout le déſordre auquel il eſt queſtion de remédier ; les indications à remplir ſont d'en chatouiller les houpes nerveuſes, afin de les exciter à des contractions qui facilitent la tranſpiration ; on pourroit peut-être ajouter qu'il s'agit auſſi de diſſoudre ſur la peau une couche d'humeur compoſée des vapeurs tranſpirées de la terre, qui ſont bitumineuſes, (*Conf. 109.*) & par conſéquent diſſolubles dans les liqueurs ſpiritueuſes ; ainſi qui pourroit empêcher de s'oppoſer aux ſuites fâcheuſes de la conſtitution froide & humide, ſans encourir les dangers de l'impreſſion de ces liqueurs ſur les organes interieurs, en faiſant uſage des lotions ſur la peau avec les liqueurs telles que celles qui ſe tirent du genievre, dont le débit augmenteroit par ce moyen.

& individuelles, & que les Habitans des Pays-bas y font moins fujets que beaucoup d'autres Peuples, mais qu'ils en font plus vivement affectés quand ils y font expofés; on en trouve de preuves déplorables dans les ouvrages des Anciens, où l'on voit en même-temps combien les remedes employés contre ces maux, étoient peu propres à les combattre avec avantage. Le feul événement heureux dont il foit fait mention, eft celui dont LEVINUS LEMNIUS fut témoin dans le temps de la pefte qui ravageoit le Tournaifis vers le milieu du quinzieme fiecle, & à laquelle on remédia en faifant plufieurs décharges d'artillerie autour de la Capitale, pendant plufieurs jours de fuite, à l'entrée de la nuit. On peut donc faire ufage, avec fuccès, de la *vapeur de la poudre à canon*, contre les maladies qui procédent des miafmes répandus dans l'air; mais je ne me hafarderai pas à décider quel eft le genre particulier de miafmes que ces vapeurs ont la propriété de corriger; ni fi elles font propres à les corriger tous; on ne peut donner là-deffus que des préceptes vagues, c'eft aux temps, aux lieux, aux circonftances, à des expériences ménagées, à fervir de regle de conduite en des cas femblables. Il eft rare, & pour ainfi dire inoui, qu'on ait vu réuffir le même moyen dans deux conftitutions ; on n'a vraifemblablement retiré aucun fruit des fecours qu'on employa contre la fievre maligne putride, & en quelque façon peftilentielle qui fe répandit dans les Pays-Bas, en 1755, quoique fans doute on n'ait négligé aucun des moyens connus de s'oppofer à fes ravages.

117. Avant de quitter cette matiere, je ne puis paffer fous filence ce qu'il eft effentiel d'objecter au préjugé général, qui fait penfer que les *feux allumés* dans les endroits infectés de maladies contagieufes, font propres à en arrêter les progrès & à en extirper le germe. L'expérience eft oppofée à cette opinion : les *feux* font capables au contraire d'augmenter les maux que l'on vouloit prévenir ; on le prouveroit par les raifons que l'on a d'accorder au feu la propriété d'abforber l'air, & d'attirer par conféquent autour de

lui une plus grande quantité des vapeurs miafmatiques que l'air tient en diffolution ; mais on le démontre par les exemples du mauvais fuccès des feux allumés dans des temps de pefte , rapportés par MÉAD , & dans la *Gazette de Santé* du 2 Octobre 1777 ; je me contenterai de rappeller celui de la derniere pefte qui ravagea la ville de *Londres*, où la conftitution dominante de l'atmofphere fut prefque toujours froide & humide , & où le nombre des morts , après l'ufage des feux, fut de quatre mille dans une nuit , tandis qu'il n'étoit auparavant que de huit mille dans une femaine.

118. Le remede des maladies qui viennent du défaut de fluide électrique dans les organes, auxquelles les Habitans des Pays-Bas font fujets , ne peut être que l'*électricité* elle-même ; elle eft de deux fortes, l'électricité naturelle & l'électricité artificielle , celle - ci ne peut être employée que par communication ; la communication de l'électricité artificielle fe fait par le moyen de la machine électrique; l'électricité naturelle eft plus fa-

De la matiere électrique.

cile à appliquer, c'eſt *le frottement* ; l'air libre eſt le frottoir : *la gymnaſtique* eſt le ſpécifique des maladies qui procédent du défaut de fluide électrique dans les organes.

Des vapeurs tranſpirées de la terre.

119. L'expérience des Médecins dont j'ai raſſemblé les obſervations & la mienne propre, m'ont perſuadé que les maladies que j'attribue à la tranſpiration des terres auxquelles on a négligé d'oppoſer un *émétique* au commencement, ſont, pour ainſi dire, ſeules mortelles ; deux grains de *tartre ſtibié* unis à un ſcrupule *d'ipécacuanha*, & donnés aux malades en lavage, ſont un nouveau remede qui réuſſit ordinairement dans ces circonſtances ; lorſque le traitement exige dans les jours ſuivans les *doux purgatifs*, il faut y joindre le *quinquina* ; les bons Praticiens ſont d'accord ſur ce point avec M. PRINGLE, dont l'autorité eſt ici d'un grand poids ; on le preſcrit à la doſe d'une drachme de jour à autre, alternativement avec l'apozeme purgatif ; ſans cela ces maladies ſont ſouvent ſuivies de la colliquation totale des humeurs, quelquefois d'une gangrene intérieure, ou

d'éruptions pourprées & de la mort, ou de convalefcence difficile & de maladies chroniques fâcheufes. On fait que le *quinquina* fut le remede qui réuffit à RAMAZZINI dans la maladie bilieufe qui ravageoit fon pays en l'Automne de l'année 1690. *Pringle* l'a oppofé avec fuccès à quelques dyffenteries de l'armée dont il étoit premier Médecin dans les Pays-Bas ; la même maladie qui ravageoit le Pays de Lille en 1756, ne céda qu'à cette écorce.

120. C'eft prefque la même claffe de remedes & la même marche dans leur adminiftration, lorfqu'on a à combattre les maladies caufées par les conftitutions pluvieufes, ou par le fouffle des vents du Sud humide. (*Conf. 32, page 43.*) On remédie aux fuites fâcheufes de l'influence des autres vents par les moyens qu'exigent les différentes conftitutions auxquelles ils donnent lieu.

Des pluies & des vents.

CHAPITRE II.

Moyens préservatifs.

Contre les suites fâcheuses de la chaleur.

121. LA plupart des secours que j'ai indiqués pour remédier aux suites fâcheuses de l'influence des constitutions de l'atmosphere, sont propres à en préserver; les Médecins attentifs aux changemens de ces constitutions, & versés dans la connoissance des tempéramens susceptibles des impressions fâcheuses de chacune d'elles, peuvent indiquer les moyens connus de s'en garantir, puisque les variations des instrumens par lesquels ils s'assurent de ces changemens, les avertissent de les employer. L'état tempéré de l'air, ou, pour être mieux entendu, l'art de maintenir autour de soi la température la plus approchante de la chaleur que nos organes éprouvent avec le moins d'irritation, est le moyen d'obvier aux suites fâcheuses des différens degrés de chaleur; c'est pourquoi les personnes opulentes qui passent les Etés de leur vie dans des

endroits frais, qui, l'Hiver, procurent,
par le moyen du feu, à l'air qui les environne, la douce température du Printemps, & ne s'expofent à l'air libre que
dans des chars, auffi inacceffibles à fes
impreffions que les appartemens où ils
habitent ; c'eft pourquoi, dis-je, les riches font plus rarement atteints des maladies épidémiques, qui dépendent de la
chaleur & de fes variations, que le commun des hommes. Une chofe cependant
eft favorable à ceux-ci, c'eft *l'habitude* ;
cela eft prouvé, parce que l'on obferve
que les maladies épidémiques qui procédent des variations de la chaleur, attaquent
beaucoup moins les perfonnes que la né-
ceffité ou les circonftances obligent à paffer
la plus grande partie de leur vie expofées
aux injures des faifons, que les perfonnes
aifées qui, trop peu expofées à ces injures, font auffi trop peu attentives à s'en
garantir entiérement. Tant qu'on n'a que
la chaleur de l'air à combattre, on fait
bien de n'avoir recours qu'à l'air lui-
même ; l'ombre, les grottes ou les fou-
terrains offrent des féjours favorables dans

ces cas; les petites machines artiſtement arrangées & colorées dont les Dames ſe ſervent pour ſe rafraîchir le viſage & la poitrine, ſont des diminutifs des ſecours intéreſſans que l'on a trouvés depuis peu dans les Ventillateurs pour les Hôpitaux, pour les vaiſſeaux, pour les forges, les mines, pour tous les endroits où des hommes ſont expoſés à de grandes chaleurs, & que chaque particulier attentif pourroit employer dans ſon propre appartement.

De la ſéchereſſe unie à la chaleur.

122 On trouve le moyen de ſe garantir des ſuites fâcheuſes de l'influence chaude & ſéche de l'atmoſphere, *en arroſant* les chambres que l'on habite *d'eau froide*, & par les *bains*; c'eſt par une ſuite de cette indication, que dans la plupart des Villes des Pays-Bas, l'adminiſtration concourt à garantir les Citoyens des maladies cauſées par la ſéchereſſe, en faiſant *arroſer d'eau* les rues & les places publiques par le moyen des pompes qui ſont en réſerve pour les incendies, afin que les vapeurs que ces arroſemens procurent, ſe mêlent à l'air qui environne les Habitans, & le

rendent

rendent humide ou frais ; précaution d'autant plus fage que, dans les Villes, à caufe de la chaleur & de la féchereffe occafionnées par l'enceinte des maifons, le pavé des rues, & le feu continuel qu'on y fait, on eft plus fujet aux maladies inflammatoires du fang, tandis qu'on l'eft moins dans les Campagnes où il n'y a aucun obftacle au mouvement de l'air, & où il y a moins de feux. Pour ajouter à l'efficacité de ce préfervatif général, une perfonne aifée de qui le tempérament auroit évidemment quelque difpofition à contracter les maladies dues à l'influence de la féchereffe & de la chaleur, pourroit employer des Valets à faire un *verfement d'eau mêlée de glace* d'un vafe dans un autre ; on n'imagine pas l'utilité & l'agrément de cette fcene ; elle eft ordinairement fuivie d'un fommeil délicieux, qui répand dans le fang un véritable antidote contre les maladies de l'Eté.

123. Le *feu* & *l'exercice*, font les préfervatifs des fuites fâcheufes de la froideur ; mais s'il eft donné à tout le monde, ou à peu près, de pouvoir faire ufage du

De la froideur.

feu, on fait qu'il exifte dans les grandes
fociétés mille circonftances qui rendent
l'exercice impoffible à la plupart des hommes, à prefque toutes les femmes & à une
infinité de fujets auxquels il feroit néceffaire pour le maintien de leur économie
animale. D'ailleurs le feu eft communément employé à un tel degré d'intenfité,
que l'influence en devient fouvent plus
pernicieufe que celle même dont on vouloit fe garantir par fon moyen. On a plus
de raifons que jamais de parler ainfi depuis l'ufage des poëles, qui eft, pour ainfi
dire, univerfel dans les Pays-Bas, & à la
chaleur defquels on s'habitue tellement,
qu'on endure ordinairement chez foi, en
Hiver, une chaleur même plus grande
que celle de l'Eté ; il en arrive qu'on ne
connoit plus bien fouvent les maladies de
l'Hiver, parce qu'elles ont un type particulier, qui participe aux maladies qui
font les fuites ordinaires de la chaleur &
à celles qui font l'effet du froid. ARBU-
THNOT cite deux exemples de fievres malignes de ce genre ; on ne doit donc faire
qu'un ufage modéré du feu ; il faut même

l'éviter entiérement dans bien des circonstances, & on trouvera toujours salutaire de s'exposer fréquemment au froid, & d'y passer même une partie du jour, si on est d'une constitution qui le permette.

124. En vain on observe un régime, on se renferme, on se surcharge tout le corps de vêtemens; ce n'est qu'à la disposition des visceres de la poitrine & du cerveau qu'on doit chercher à obvier, pour prévenir les maladies qui sont les suites de la froideur unie à l'humidité ; c'est à l'épaississement de l'humeur bronchiale & de la pituite qu'il paroît nécessaire de parer, pour en être garanti. Le soin de se couvrir beaucoup la tête & le devant de la poitrine, est sans doute propre à favoriser cet épaississement, (puisqu'on empêche par-là l'évaporation de la transpiration de ces parties, où elle est abondante, & où elle doit se faire avec vigueur) & par conséquent à occasionner les catarres & les fluxions de poitrine ; *l'exposition fréquente à l'air libre*, est encore le plus sûr des préservatifs à cet égard.

125. Les maladies chroniques qui procédent de cette influence, telles que les fievres intermittentes & le fcorbut, font de toutes les fuites fâcheufes de la température des Pays-Bas les plus difficiles à prévenir, en ce qu'elles y font auffi endémiques; (*Conf.* 115.) M. Poiffonnier qui recommande de fe couvrir beaucoup pour les prévenir, n'a pas négligé de faire preffentir les dangers de cet expédient dénué des précautions propres à l'empêcher d'intercepter la tranfpiration. M. DAIGNAN a écrit là-deffus d'excellentes chofes, dans fes *Recherches fur les caufes des maladies de Gravelines.* La tranfpiration eft fi utile contre ces maladies, qu'ARBUTHNOT n'employoit pas d'autre moyen pour les faire éviter, que les *boiffons diaphcréthiques.* L'*exercice* y convient; s'il ne fuffit pas, il faut avoir recours au *changement de climat.* Il y a quelques conjectures fur l'utilité de l'*électricité* dans cette circonftance.

126. Il eft clair qu'aux Pays-Bas furtout, où la température eft prefque continuellement variable, il feroit inutile de

s'occuper des moyens de se préserver des suites fâcheuses de l'influence de ces variations, si elles pouvoient y causer des maladies populaires ; ce que j'ai dit (*89 & suiv. & 111.*) suffit pour persuader que leur préservatif ne pourroit être que *l'habitude* à éprouver les variations qui les occasionneroient. On ne peut se refuser à reconnoître, par les différens calculs que nous avons sur les probabilités de la vie, & par l'observation journaliere, que la sorte de dégénération graduelle de l'espece humaine dont on se plaint, ne vient que des soins mal entendus des peres & meres, qui ont employé par degrés leurs commodités de la vie à garantir les enfans du grand air & de la vicissitude des saisons ; il en résulte que les moindres changemens auxquels les exposent les circonstances imprévues, leur causent des maladies dangereuses, ou qu'ils tombent dans un état de dépérissement qu'ils ont de commun avec les plantes renfermées, qu'on veut dédommager de la perte de leur élément par la culture, & avec tous les animaux qu'on n'accoutume à nos ufages, ce qu'on appelle les apprivoifer, qu'au détriment de leur conftitution. Un des grands inconvéniens relatifs à la fanté des Habitans des Pays-Bas, eft la foule de préjugés pernicieux touchant l'éducation phyfique, qui ont jetté les plus profondes racines dans leur efprit.

Des altéra-
tions de l'air.
Moyens ex-
térieurs.
127. Les miafmes exigent deux fortes de précautions de ceux qui veulent s'en garantir ; les unes regardent les fols où la corruption fe fait, & les autres, ceux auxquels elle fe communique après s'être produite ailleurs ; quand les miaf-mes ont leur fource dans le pays mê-me qu'on habite, il n'y a pas d'autre moyen pour en éviter les fuites fâcheufes que de combler les foffés, de fermer les foupiraux des cavernes, de deffécher les marais, de changer les cimetieres, d'éloi-gner les voiries, &c. afin d'enlever les caufes de la corruption. Les fecours pro-pres à s'oppofer à la communication des miafmes produits ailleurs, furent le prin-cipal objet des recherches du Prince de la Médecine, lorfqu'il porta fes fe-

cours en Asie, où une peste affreuse qui ravageoit cette partie du monde, dépeuploit sur-tout la Grece : *il séquestra les malades*, & les plaça de maniere que les sains étoient entr'eux & le vent du Midi qui paroissoit souffler la contagion ; il fit *fermer les maisons du côté de ce vent, & pratiquer d'autres ouvertures au Nord & à l'Est.* Par ce moyen l'air infect n'abordoit plus dans les appartemens, & la circulation de l'air sain qui entroit par les nouvelles ouvertures, en emportoit les germes putrides qui pouvoient encore s'y introduire. L'histoire rapporte que MARC VARRON étant à *Corcyre* avec sa famille dans le temps d'une peste, changea si heureusement la disposition des fenêtres de sa maison, en fermant celles qui étoient situées au Midi, & en en ouvrant d'autres au Nord, qu'il conserva tout son monde sain & sauf. Un autre expédient dans ce cas, c'est celui dont M. PRIESTLEY a donné l'idée dans ses observations sur différentes especes d'air, en disant que l'air corrompu par la putréfaction des animaux & des végétaux se reſtaure & ſe purge par la ſuccion des plantes qu’on y renferme ; d’où M. FRANC-KLIN a recommandé *d’entretenir les arbres autour des maiſons*, comme on le pratique dans l’Amérique Angloiſe, & des *végétaux même dans les chambres* : on a quelques raiſons de croire qu’on retireroit auſſi beaucoup d’avantage des *eaux*, dans les circonſtances où l’on auroit lieu de craindre la communication des miaſmes : M. PAULET, dans ſon troiſieme Mémoire pour ſervir de ſuite à l’Hiſtoire de la petite vérole, rapporte que des endroits entourés d’eau, n’ont point été infectés de cette maladie, quoiqu’elle régnât dans la Province dans laquelle ils ſont enclavés : en effet, il eſt connu que l’humidité accompagnée du froid que l’on appelle alors *le frais*, a la propriété de conſerver dans certains caveaux les cadavres humains dans leur entier, pendant de longues années ; on ſait auſſi de quelques auteurs dignes de foi, que les progrès les plus déſolans de la peſte qui ravageoit l’Egypte, ont été pluſieurs fois arrêtés auſſi-tôt que le nil a commencé à ſe déborder. Si donc la vapeur de l'eau a la propriété de fervir de barriere aux exhalaifons miafmatiques, de quel avantage n'eft point la fituation des Pays-Bas entiers & de la plupart des endroits des Pays-Bas en particulier, contre les maladies qui en font les fuites, & faut-il chercher d'autre raifon de leur rareté dans ce Pays? (*Conf.* 105.)

128. Mais ce n'eft pas affez d'enfeigner les moyens de garantir toute une nation de la communication des miafmes ; voici quelques confeils falutaires pour les particuliers qui, malgré les précautions de fermer l'entrée à 'a contagion dans leurs maifons ou leurs Villes & Villages, y feront toujours expofés, s'ils en fortent, ou s'ils communiquent avec que'ques perfonnes qui en font forties pour les befoins de la maifon ou de l'enceinte ; car les miafmes affaillent de tous côtés, & on a de tous côtés des portes ouvertes pour les recevoir : c'eft demander à l'art des chofes extrêmement difficiles que les moyens de fe préferver de la furprife d'un ennemi auffi univerfel & auffi fubtil ; cependant l'expérience a appris que la précaution de

Moyens intérieurs.

s'aſtreindre à un regime très-ſévere, de diminuer la quantité de ſes alimens, de les choiſir parmi les plus prompts à digérer, de ne ſortir, autant qu'il eſt poſſible, qu'avant les repas, & de prendre fréquemment le grand air dans la journée, ſont les plus puiſſans préſervatifs des maladies qui procédent des miaſmes. M. FOURNIER, Médecin de *Dijon*, évita toutes ſortes d'accidens par ce genre de vie qu'il obſerva à *Marſeille*, où il avoit été envoyé par ordre du Roi, contre la peſte de 1720 ; tandis que pluſieurs Médecins & Chirurgiens ont été, dans mille circonſtances, les victimes d'une conduite contraire, & de l'uſage des échauffans, appellés alexiteres ou alexiphannaques, & preſcrits mal-à-propos contre les dangers des maladies contagieuſes.

Des vapeurs tranſpirées de la terre.

129. Pour ſe garantir des ſuites fâcheuſes des altérations de l'air par les vapeurs tranſpirées de la terre, ce n'eſt pas tout à fait la même choſe qu'à l'égard des miaſmes ; les plantations qui entourent les Villages, paroiſſent un moyen de les attirer & de les fixer plutôt que d'en pur-

ger l'air. Il résulte de ce que j'ai dit (99) qu'il doit être intéressant pour la santé des hommes, & pour celle des animaux qu'ils employent à leurs travaux & à leur subsistance, de ne point exposer ceux-ci, & de ne point s'exposer eux-mêmes aux exhalaisons terrestres qui se font en Automne, de ne cueillir, dans le temps des brouillards de cette saison, les végétaux qu'ils font servir à leur nouriture, & de ne les serrer qu'après le lever du Soleil, lorsque les vapeurs dont elles font couvertes les matins, font dissipées, & avant qu'il s'en éleve de nouvelles des Campagnes.

CONCLUSION.

130. ON ignore les moyens de remédier & d'obvier aux suites fâcheuses des variations du poids de l'atmosphere ; l'intérêt des observations que j'ai rapportées, sur ce sujet, la nouveauté de la matiere, l'utilité des recherches qu'elle exige, & le zele des Médecins-physiciens qui illustrent notre siecle, tout donne lieu de

croire que le voile qui nous cache cette partie intéreffante de la thérapentique & de l'higienne, ne tardera pas à être enlevé ; les autres maladies populaires qui procédent de la température VARIABLE, FROIDE & HUMIDE, qui eft la plus ordinaire des faifons aux Pays-Bas, reconnoiffent pour leurs plus puiffans ennemis, fi elles font *aigues*, les APÉRITIFS, les STIMULANS, les ANTISEPTIQUES, appropriés aux circonftances, & fur-tout L'EXPECTATION ; & fi elles font *chroniques*, les ÉCHAUFFANS & les TONIQUES, pourvu qu'ils ne foient pas *fpiritueux*, s'ils doivent être employés intérieurement. Il faut fur-tout fe défier des *faignées* dans toutes les maladies qui attaquent les Habitans des Pays-Bas, & corriger l'abus qu'on y commet des *purgatifs* dans la plupart.

Fin de la troifieme Partie.

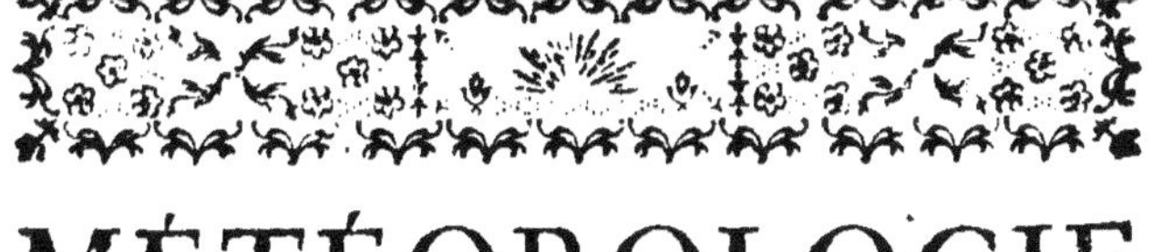

MÉTÉOROLOGIE
APPLIQUÉE
A L'AGRICULTURE.

QUATRIEME PARTIE.

Quelles font les influences de la température la plus ordinaire des faifons aux Pays-Bas fur l'économie végétale, les fuites fâcheufes que peuvent avoir des changemens notables dans cette température, & les moyens d'y obvier ?

Annus fructificat, non terra.

PRÉLIMINAIRES.

I. CET épigraphe eft celui du favant ouvrage de M. To-ALDO (1) qui m'a fervi comme de bouffole fur une mer d'obfervations que j'ai recueillies tou-

(1) Mémoire qui a remporté le prix de la *Société royale des fciences* en 1774.

chant les influences de la température la plus ordinaire des saisons aux Pays-Bas sur l'économie végétale ; il résulte en effet des observations météoro-botanico-logiques, que ce n'est pas tant de la terre, des labours, des engrais, que dépend l'heureuse végétation & le succès de l'agriculture, que de la juste température des saisons, ou de l'action convenable, eu égard aux temps, aux lieux & aux circonstances, des différentes propriétés de l'air que j'ai considérées dans leurs influences sur l'économie animale. On conclut naturellement de-là que lorsque ces propriétés exercent leur action en des circonstances de temps & de lieux contraires à celles qui ont coutume d'être favorables, elles font les causes des accidens qui enlevent le produit de l'agriculture ; j'entrerai dans le détail de ces accidens, suivant le même ordre que j'ai observé pour la Médecine.

II. On doit avant tout, savoir quelle est la nature du sol des Pays-Bas, & quelles font les propriétés de la température qui lui conviennent : la terre des

Pays-Bas eſt en général une terre franche, forte, noire ou brune, & très-fertile; pluſieurs cantons de ce continent, ſont couverts de terres rouſſes qui ne le cédent pas aux terres brunes pour la fertilité; la marne & la craie, qui occupent pluſieurs autres étendues du même pays, ſont les moins propres à la végétation. Les terres *noires* ſont onctueuſes & bitumineuſes, elles ſont fertiles par elles-mêmes; les pluies, bien loin de contribuer à leur fructification, nuiſent aux grains qu'on y confie, parce que les eaux ont peine à les pénétrer, & que par un long ſéjour ſur leur ſurface, elles offenſent les organes des plantes, à quelque état qu'elles en ſoient de leur avancement; on ſait que le germe des plantes n'en eſt pas moins incommodé; l'eſpérance du Laboureur eſt auſſi ſouvent ruinée dans une partie des terres *brunes* des Pays-Bas, par la raiſon du ſéjour des eaux provenues des inondations; tel eſt le danger auquel les récoltes de la Zélande ſont particuliérement expoſées. (1)

______

(1) C'eſt ce qui a fait dire à LEVINUS LEM-

Les terres *rousses* sont rarement fertiles sans le secours des pluies. Je ne parlerai point de la *marne* & de la *craie* qui ne peuvent être fertilisées que par des mélanges utiles, & par l'abondance des engrais.

III. Tout le monde connoît l'influence des météores sur les productions de la terre; les vents, la pluie, la neige, la gelée, &c. tous les changemens leur font impression; ils contribuent a fertiliser le

---

NIUS » *Nulla est apud ullas nationes annona aut* » *res frumentaria, etiam lectissimi tritici, uberior,* » *ita ut bina jugera Zelandica plus emolumenti cul-* » *tori ac colono adferant quam quatuor Brabantica;* » *minus tamen tuta est fidaque apud nos (* cet » Auteur vivoit en Zélande) *hujus rei possessio :* » *cum singulis momentis præsertim hibernis mensi-* » *bus, flante coro & circio, ex maris sævitia pe-* » *riculum imminet; inde enatum proverbium ab iis* » *qui optimè rebus suis consultum cupiunt atque iis* » *tutò frui exoptant, laudari Brabantici aeris cle-* » *mentiam ac soli stabilitatem, Zelandici vero fundi* » *reditus atque annonæ proventum : quod ita effe-* » *runt vulgari sermone :* Trabantiche Lucht, Zeut- » che renten. « En Brabant des fonds, en Zélande des rentes.

fol toutes les fois qu'ils furviennent dans des circonftances favorables; je vais entrer dans le détail des circonftances où ces changemens s'oppofent au fuccès de la culture des terres dans la température la plus ordinaire des faifons aux Pays-Bas, favoir, VARIABLE, FROIDE & HUMIDE.

IV. On eft d'abord arrêté par l'obfervation générale que la plupart des accidens qui furviennent aux végétaux, que les hommes cultivent pour leurs alimens, & qui font regardés comme les fuites fâcheufes de l'humidité par les Auteurs qui ont écrit fur cette matiere, par une fingularité intéreffante, font, dans les Pays-Bas, où la température la plus ordinaire des faifons eft humide, bien plus rares que dans beaucoup d'autres contrées : qu'on ne me demande pas la raifon de ce phénomene; j'admire la nature & ne refpecte pas moins l'autorité des Savans qui fe font appliqués à l'interpréter; la théorie des maladies des végétaux ne peut avoir été le but de l'Académie de Bruxelles; les faits font fans doute tout

O

ce qu'elle a eu en vue, & c'eſt parmi les faits ſeuls que je me propoſe de trouver des moyens propres à obvier aux ſuites fâcheuſes des influences de cette température ou de ſes changemens.

CHAPITRE PREMIER.

Des influences des variations du poids de l'atmosphere sur l'économie végétale.

131. Étant connu que les végétaux ne peuvent vivre ni dans un récipient dont on a pompé l'air, ni dans un vase chargé d'air comprimé, il s'enfuit qu'ils ne peuvent exister dans l'air, sans se ressentir des variations qui surviennent au poids de cet élément qui les environne.

132. La premiere remarque des suites fâcheuses de la légéreté de l'atmosphere a été consignée dans un Mémoire de M. Duhamel; ce savant naturaliste a observé que les plantes languissoient & n'avançoient point dans leur végétation, dans le temps de la légéreté de l'atmosphere, qui conservoit quelque durée, ou lorsque l'atmosphere étoit pendant long-temps chargée de beaucoup d'humidité. Une autre observation vient à l'appui de celle

Suites fâcheuses de l'excès de légéreté de l'atmosphere.

O ij

de M. Duhamel , c'eſt que dans tous les lieux où l'air eſt conſtamment léger à cauſe de leur élévation, comme au ſommet des Alpes, les plantes ont de la peine à germer, ou n'y croiſſent pas, ou y périſſent bientôt. » Sur cette Montagne de » *Sixt* élevée de cinq mille trois cens cin- » quante deux pieds au-deſſus du Lac de » Geneve , quoique dans une partie tour- » née au Midi, il n'y croît plus , dit M. DE » LUC , de plantes ligneuſes ; on ne voit » jamais ni arbres, ni arbuſtes à cette hau- » teur , dans nos climats. Si quelqu'une » des ſemences d'arbres que les vents y » tranſportent , trouve un ſol ou une » diſpoſition bien favorable , il arrive » quelquefois qu'elle y germe ; mais il » n'en réſulte jamais que de petits rabou- » gris qui périſſent bientôt. Les herbes » mêmes y ſont très-baſſes & très-minces. » Qu'eſt-ce donc qui manque là aux plan- » tes pour y végéter ? La chaleur, les » exhalaiſons nutritives, & même le poids » de l'air qui aide à la circulation de la » ſéve «. M. Toaldo (1).

____

(1) Ouvrage cité.

133. M. Duhamel a trouvé que de même que la légéreté continuée de l'atmofphere nuit à l'économie végétale, de même la végétation eft différée par la pefanteur long-temps foutenue de cet ambient; ce dérangement peut être à la vérité attribué à la fécherefle qui exerce pour l'ordinaire fon influence en même-temps que la pefanteur de l'atmofphere; mais ce feroit avec d'autant moins de raifon que cet Obfervateur a remarqué le même dérangement dans la végétation des plantes aquatiques, qui ne manquent jamais d'être couvertes d'eau.

134. Cependant la durée des conftitutions légere ou pefante de l'atmofphere, n'eft pas fans exemple aux Pays-Bas, la récolte de 1761, ne fut pauvre, fuivant toute apparence, que parce que la pefanteur de l'atmofphere avoit été tellement conftante pendant les huit premiers mois, que le Baromêtre ne marqua jamais dans cet intervalle, moins de vingt-fept pouces huit lignes, & que l'atmofphere foutint prefque toujours le mercure au-deffus de vingt-huit pouces &

Pefanteur.

Suites fâcheufes.

O iij

juſqu'à vingt - huit pouces neuf lignes.
(*Conf. 82 , Obſ. 6.*) Au reſte on peut
dire en général, par rapport à la peſanteur
& la légéreté de l'atmoſphere , que les
Pays-Bas ſont un climat très-favorable à
la végétation , c'eſt-à-dire , ſuivant M.
Duhamel , un climat où la condenſation
& la raréfaction de l'air ſe ſuccédant ra-
pidement , ſont les premieres cauſes de
la végétation , ou de la préparation de la
ſeve dans la terre , de ſon atténuation
avant de paſſer dans les racines , de ſon
mouvement , & peut-être de ſa circulation dans les plantes.

CHAPITRE II.

*Des influences des variations de la
chaleur de l'atmoſphere ſur l'économie végétale.*

135. SOus ce point de vue, je n'ai, à
le bien prendre , à conſidérer que la raréfaction & la condenſation de l'air &
des fluides qui occupent les trachées des

plantes, ou les changemens qui réfultent en elles de l'influence des météores propres à échauffer ou à refroidir ces fluides ; plus ces changemens font fréquens ou fe fuivent de près, plus l'effet eft avantageux : les Pays-Bas où la température eft le plus ordinairement froide , font moins fujets à ces changemens que beaucoup d'autres climats ; différentes circonftances fuppléent à ce défaut ; je les expoferai fucceffivement ; mais la froideur & la chaleur ont fur les plantes des influences particulieres relatives à leur durée & à leur intenfité, que je ne faurois paffer fous filence.

136. Cette obfervation ingénieufe du Pere COTTE, que le temps de la maturité des grains eft d'autant plus retardé que la fomme des degrés de chaleur de chaque année a été moins grande, *& vice verfâ*, & qui eft vraie , par rapport à la plupart des climats de l'Europe, ne fe juftifie point aux Pays-Bas, où la fomme des degrés de chaleur eft toujours beaucoup moindre qu'à Paris, & où la récolte fe fait ce-

Chaleur.

O iv

pendant à peu près dans le même temps
que dans les Provinces voisines de cette Capitale. C'est principalement dans les mois
d'Avril, Mai & Juin, suivant la remarque
de ce savant Physicien, que la somme
plus ou moins grande des degrés de chaleur qui agissent sur la surface de la terre,
contribue à rendre la maturité des grains
hâtive ou tardive ; or, dans les Pays-
Bas, ces trois mois sont presque toujours
une suite de l'Hiver très-ressemblante à
cette saison. L'année 1777, (*Conf. 36.*)
offre un exemple remarquable de ce que
j'avance ; il a gelé aux Pays-Bas jusqu'au
13 de Juin ; la somme des degrés de chaleur dans ces trois mois a été plus grande
de plus de cent degrés à Paris qu'aux Pays-
Bas ; cependant les récoltes n'ont pas été
plus tardives dans ceux-ci ; elles n'ont même été ni reculées au-delà de leur terme
ordinaire, ni diminuées ; car on sait qu'en
général la récolte fut telle qu'on n'en avoit
presque pas eu d'aussi riche depuis 1744 ;
les blés avoient extraordinairement tallé ;
on ne se souvient d'aucune année où la

paille ait été auſſi abondante : dira-t-on
que les mois de Juillet & Août ont procuré une plus grande chaleur aux Pays-Bas
qu'à Paris pour rendre les choſes égales
dans les deux climats ? Cela feroit abſurde.
Tel eſt donc l'avantage de la conſtitution aérienne des Pays-Bas, que les grains
n'y ont pas beſoin pour mûrir, d'une auſſi
grande ſomme de degrés de chaleur que
dans tout autre pays ; diſpoſition heureuſe
en effet, car ce feroit non-ſeulement en
vain, mais même à ſon grand dommage,
que le Cultivateur laiſſeroit ſes moiſſons
ſur pied, juſqu'à ce qu'elles aient eu autant de degrés de chaleur que les récoltes de France, à cauſe des brouillards &
des gelées blanches qui ſurviennent quelquefois dès la fin d'Août. Bien loin qu'il
ſoit poſſible de faire demeurer plus long-
temps les bleds en terre, pour qu'ils reçoivent, avant qu'on les coupe, une plus
grande ſomme de degrés de chaleur, il
arrive très-ſouvent que le refroidiſſement
de la ſaiſon oblige à les couper avant
leur parfaite maturité ; c'eſt ce qui a déterminé le Laboureur ingénieux à ſuppléer

à ce défaut par le moyen qu'il emploie d'entaſſer les gerbes au milieu de la Campagne, de maniere que la paille ſert de bouclier à l'épi contre les impreſſions de la température, & que le bled ainſi garanti, peut achever ſa mûriſon de lui-même dans la coque où il eſt enfermé, qu'on appelle la *balle.*

137. C'eſt preſque un événement inouï aux Pays-Bas que la chaleur y ait nuit aux productions de la terre; & cela parce que la chaleur ne peut nuire aux végétaux, tant qu'elle regne avec l'humidité; & que dans ce climat, on obſerve rarement, pour ne pas dire jamais, la température en même temps ſeche & chaude aſſez long-temps, pour déranger l'économie végétale. Il y a ſeulement quelques endroits, où par rapport à leur ſituation qui les met à l'abri des vents humides & à leur expoſition à ceux du Midi & du Levant, les bleds ſont ſaiſis de la chaleur, & les récoltes en ſouffrent : quand cela eſt arrivé, on dit que les bleds ſont *échaudés,* c'eſt-à-dire, que les grains muriſſent trop tôt, & avant que d'être entiérement remplis de farine.

138. Le moyen de prévenir l'incon- Moyens d'y obvier.
vénient de la chaleur, feroit de choifir
les endroits pour placer les femences les
plus délicates, & de leur affigner des terrains qui foient à l'abri des vents chauds,
mais on feroit bien plus fûr de garantir
un terrain fujet aux fuites fâcheufes de la
chaleur, en l'enveloppant d'une piece
d'eau, du moins·dans la partie du Midi,
car les arrofemens en grand ne font point
propofables.

139. Toute température eft favorable, Froideur.
fi elle a lieu dans fon temps : » l'Hiver,
» dit M. *Toaldo*, eft le repos de la terre,
» le fommeil des plantes «; pendant que
la végétation refte fufpendue ou du moins
rallentie, les fucs fe préparent & fe di-
gerent; la premiere propriété de la température favorable à la végétation, eft
un Hiver froid & fec, pourvu qu'il foit
accompagné des circonftances propres à
garantir les racines des plantes délicates
de fa trop vive influence. La plus favorable de ces circonftances, eft la neige ;
les plantes retirent encore un autre avantage d'être couvertes de neige, elles s'af-

fimilent les fubftances falines, nitreufes, mucilagineufes & terreufes, démontrées dans cette fubftance, par l'analyfe qui en a été faite par plufieurs favans, & particuliérement par M. MARGRAFF.

Suites fâ-cheufes. 140. Dans toute autre faifon que l'Hiver, le froid eft dangereux pour les végétaux; c'eft fur-tout au commencement du Printemps qu'on a lieu de craindre pour eux; les faux dégels caufent toujours du dégat dans les Campagnes : tandis que les branches délicates qui fe font élevées du germe du bled fe rempliffent abondamment des fucs qu'elles tirent de la terre après les froids de l'Hiver, de nouvelles gelées condenfent ces fucs & détruifent par-là les fibrilles qui fervent de vaiffeaux circulatoires à la plante, la fubftance en tombe, pour ainfi dire, en gangrene, comme les parties gelées des animaux vivans; cela eft arrivé en 1709 & 1740. Dans une faifon plus avancée, lorfque les bleds font en fleur ou qu'ils commencent à épier, la gelée détruit la fécondation des extrêmités de l'épi, qui fe trouve dans le temps de la récolte, dépourvu de grains, ou qui ne fournit que du petit bled, fec & fans farine : on dit alors que *les bleds ont coulé*. Le froid n'eſt pas moins pernicieux quelquefois à leurs racines ; ceci arrive en Automne par l'effet des gelées précoces.

141. Il n'y a point d'autre moyen d'ob- Moyens d'y obvier.
vier aux fuites fâcheufes de la froideur, que de femer très à bonne heure, afin que les jeunes pouſſes aient acquis, avant l'in-fluence des gelées du Printemps, la force de les fupporter ; mais cette reſſource elle-même expofe les femailles à d'autres ac-cidens qui ne font pas moins fâcheux, je veux dire ceux qui réfultent des gelées d'Automne, qui précédent la neige. Ce-pendant l'inconvénient des gelées préco-ces ne doit point être capable d'empê-cher le Laboureur de femer le plutôt qu'il lui eſt poſſible, parce qu'il n'eſt pas fans remede. Le Pere Cotte avertit de s'aſſurer de cet accident, quand on a lieu de le craindre » en faifant lever à coups de » pioche quelques mottes de terre dans » un terrain enfemencé. On les portera » dans une cave pour les faire dégeler,

» fi on apperçoit des racines à chaque
» brin de bled , c'eſt une preuve qu'ils
» n'ont point été endommagés. **Dans le**
» cas où ils l'auroient été, il feroit plus
» avantageux de retourner les terres au
» mois de Mars pour y femer des grains
» de cette faifon « que de fe fonder fur le
produit des premieres femailles.

CHAPITRE III.

Des influences des variations de l'hu-
midité de l'atmofphere fur l'économie
végétale.

Sécherefſe. 142. LA fécherefſe , comme je l'ai déjà
dit au Chapitre où j'ai traité cette propriété de l'air rélativement à la médecine,
eſt, pour ainſi dire, toujours accompagnée
de la chaleur ; cette double influence de
la température eſt dangereuſe pour les
récoltes des Pays-Bas ; le froment paroît
heureuſement fupporter cette conſtitution
avec moins de dommage que les autres
bleds , quand les circonſtances qui l'ont

précédée ou qui l'accompagnent, ont été ou font favorables ; on cite les années 1702 & 1719, pour avoir été remarquables par la fécherefle & par d'abondantes récoltes.

143. Mais il arrive affez fouvent que Suites fâcheufes. la conftitution feche & chaude rend les bleds *petits, retraits, ridés* ; je confignerai dans les faftes de l'Académie, cet extrait de mes obfervations botanico-météorologiques : » dans les dix premiers jours
» du mois d'Août 1776, temps de la plus
» grande vigueur d'une maladie exanthé
» matique, (*Conf. 96, note*) la féchereffe
» fut fi grande que les bleds de quelques
» cantons des Pays - Bas , contracterent
» une maladie par laquelle la tige mai
» griffoit & fe defféchoit à une diftance
» de quelques travers de doigt de l'épi,
» ce qui privoit le grain d'une partie de
» fa nouriture, & diminua la récolte de
» quelques particuliers. On fe reffen
» tit des effets de cette féchereffe à l'é
» gard de plufieurs autres grains; outre
» cela les fruits verds en furent perdus
» pour la plus grande partie; ils tom-

» boient des arbres peu avant leur ma-
» turité, ou bien ils étoient maigres &
» de peu de faveur. Mais autant cette
» conftitution avoit nui à la récolte des
» fruits verds, autant elle avoit été fa-
» vorables aux fruits rouges qui ne pa-
» roiffent pas naturels à cette contrée : de-
» puis long-temps on n'y avoit recueilli des
» cerifes auffi mûres, & les vignes atta-
» chées çà & là aux murs des particuliers,
» donnerent en général de fort bon rai-
» fin, fans qu'on ait eu befoin d'en laif-
» fer, comme d'ordinaire, les grappes en-
» veloppées de papier, pour achever leur
» mûrifon à l'abri des brouillards & des
» vents impétueux & humides du com-
» mencement de l'Automne «.

Je ne dois pas non plus paffer fous filence la fuite fâcheufe momentanée de
la féchereffe du mois d'Avril 1777, qui
fut marquée par plufieurs élévations de
mon Hygromêtre au-deffus de foixante-
trois degrés, & par un tel défaut de pluie
qu'il n'en tomba que quatre lignes dans
l'efpace du 23 Mars au 2 Mai : » les
» colfats qui étoient les feules produc-
» tions

» tions avancées, languissoient ; ils avoient
» la tête basse ; plusieurs particuliers les
» crurent tellement perdus qu'ils retour-
» nerent la terre & semerent à leur place
» des *mars*. Il ne fallut pas moins que
» les pluies abondantes du mois de Mai
» pour empêcher la perte totale de cette
» récolte ; ils se rétablirent en quelque
» façon, mais ils demeurerent courts &
» ne furent pas fort chargés de grains (1).

---

(1) » Enfin, dit M. le Baron de *Poéderlé* fils,
» on ne se souvient guere d'avoir eu, depuis
» 1719, une chaleur aussi continue, & une sé-
» cheresse qui ait autant nui à la végétation en
» général, que celles que nous avons essuyées
» pendant les mois de Juin, Juillet & Août de
» cette année 1778. Les feuilles de quantité d'ar-
» bres ont été brûlées & roussies par l'ardeur du
» Soleil, l'herbe des prés & prairies de même ;
» aussi n'a-t-on pu avoir de regains ; l'eau a
» manqué dans beaucoup d'endroits : les jardins
» ne pouvoient plus produire ; & les légumes,
» dont un grand nombre périssoit, sont devenus
» très-chers par leur peu d'abondance : tout ce
» qu'on semoit ne pouvoit lever ; ainsi navets,
» colzas, choux & la spergule, (fourage verd
» fort en usage dans la Campagne pendant l'ar-

P

On remarque aussi comme un effet très-pernicieux de la sécheresse aux Pays-Bas, le ravage que les mulots font quelquefois dans les Campagnes pendant le Printemps & le commencement de l'Eté.

Humidité. 144. L'humidité est la propriété de l'atmosphere dont l'influence est la plus utile aux végétaux ; & c'est en même - temps celle qui, par le concours de certaines circonstances, peut leur être le plus nuisible ; MM. Hales & Duhamel, en exposant l'utilité de l'humidité pour la végétation, ont montré la raison pourquoi le climat des Pays-Bas est plus propre que d'autres à la végétation, quoique la chaleur y soit beaucoup moindre : c'est que l'humidité qui y est la constitution ordinaire des saisons, y regne en même-temps que la chaleur ; tandis que la chaleur regne avec la sécheresse dans les autres climats :

» riere saison) sont péris en grande partie, ou » n'ont point levé. La moisson a été belle & finie » avant le 20 Août. » *Extrait des Observations Météorologiques faites à Bruxelles* insérées dans le tome 13°. du Journal de Physique de MM. les Abbés *Rozier & Mongez.*

les vapeurs dont l'atmofphere eft abreuvée, fourniffent la matiere, la chaleur donne le mouvement, les plantes prennent alors plus d'accroiflement dans une femaine, même dans un jour, que dans un mois dans d'autres circonftances. Il y a à confidérer deux fortes de propriétés humides relativement à la végétation, l'humidité de la terre ou celle qui provient des pluies, & l'humidité de l'atmofphere; celle-ci n'humecte que la fuperficie des plantes élevées au-deffus de la terre, l'autre imbibe la terre elle-même, & mouille en même temps la fuperficie des plantes. La grande humidité doit répondre aux grandes chaleurs; la conftitution où ces deux propriétés regnent alternativement, & dans une jufte compenfation, eft la plus avantageufe pour les moiffons; les pluies abondantes, fans des chaleurs proportionnées, font toujours préjudiciables aux moiffons dans les Pays-Bas; mais l'humidité qui y influe le plus fur la végétation, eft celle qui fe répand fur les plantes en forme de vapeurs, & qui pénetre fans doute dans leur fubftance.

P ij

145. La principale action de l'humidité fur les plantes, eft relative aux vents : lorfqu'elles font couvertes de vapeurs confidérables, & que les vents ne font pas propres à les enlever promptement, fi le Soleil ou la gelée furviennent, elles tombent dans le plus grand danger de perdre leurs fruits, & quand les plantes délicates couvertes d'humidité n'ont à craindre ni le Soleil, ni la gelée, & qu'il n'y a point de vent, elles font fujetes à pourrir. Les Savans ont attribué au défaut du vent pendant le regne de l'humidité, la plupart des maladies qui fruftrent l'efpérance du Laboureur. J'ajouterai ci-après quelques obfervations à celles qui font dans la premiere Partie (*Conf. 26, ad. 39.*) touchant les influences particulieres & fâcheufes des vents fur la végétation. Parmi les fuites fâcheufes de la grande humidité fuivie immédiatement de grandes chaleurs, un des principaux accidens eft la *rouille*; la rofée feule donne quelquefois lieu à cet inconvenient, quand le Soleil dardant fes rayons avec force, la trouve encore fur les plantes & l'y deffeche.

C'eſt à l'humidité qu'on a auſſi attribué la *nielle* ; le Pere Cotte a obſervé que les grains ſont plus expoſés à être attaqués de la nielle dans les années humides que dans celles qui ſont ſeches : ſi donc l'humidité n'eſt pas une cauſe prochaine de la nielle, on peut dire, au moins, qu'elle eſt plus propre que la ſéchereſſe au progrès de cette maladie ; d'autres Obſervateurs ont cru pouvoir conclure de quelques expériences que la nielle vient de la *moiſiſſure.* Cette maladie détruit totalement le germe & la ſubſtance du grain ; toute la partie farineuſe du grain & ſon enveloppe ſont réduits en une pouſſiere noire & de mauvaiſe odeur, qui n'a nulle conſiſtance ; on la reconnoît dès les mois de Mars & Avril, lorſque l'épi eſt encore tout près des racines & n'a que deux lignes de longueur ; en le développant, on voit que l'épi étoit déjà noir.

146. Les précieuſes obſervations du Pere Cotte ſemblent favorables au ſentiment de ceux qui ont attribué la cauſe du *charbon* des bleds à l'humidité accom-

L'humidité
& la froideur.

pagnée de la froideur. Dans cette maladie, le bled qui à l’extérieur paroît très-fain, fe trouve, fi on le preffe, rempli d’une matiere graffe, pulvérulente, brune, tirant fur le noir, de mauvaife odeur comme la pouffiere de la veffe de loup. Les épis tardifs font les plus expofés à cette maladie qui ne differe prefque pas de la *nielle*, ou de la *rouille*.

Moyens d’y remédier.

147. Les maladies des bleds qui procédent d’un trop long féjour des vapeurs répandues dans l’atmofphere fur les tiges délicates des plantes ou du defféchement fubit de ces vapeurs par l’action du Soleil, ou de leur condenfation par l’action du froid, peuvent être prévenues par le moyen bien fimple de faire *traîner une longue corde* par deux hommes qui en foutiennent les deux bouts, & de la conduire ainfi à plufieurs reprifes fur tout le champ que l’on veut garantir. Cet expédient qu’on juge aifément propre à fecouer l’humidité de deffus les plantes, doit être employé avant le lever du Soleil, fi c’eft de la chaleur qu’on a lieu de fe défier, & avant le coucher de cet aftre, fi

on craint pour la gelée. Il eſt convenable dans tous les temps où l'on craint le ſéjour de l'humidité ; mais il faut le répéter ſouvent lorſqu'il regne des brouillards conſidérables. Je ne dois pas négliger de parler de la *fumigation* que les anciens pratiquoient en faiſant brûler de la paille, des os d'animaux, ou d'autres matieres qu'ils pouvoient ſe procurer ſans frais, pendant les nuits des jours où ils avoient lieu de ſoupçonner que le Soleil ſurprendroit encore la roſée ſur les plantes ; ce moyen eſt recommandé par M. Toaldo, comme abſorbant de l'humidité ; il a plus particuliérement pour objet la *rouille.* Quoiqu'on ne ſoit pas d'accord ſur la cauſe de la *nielle* & du *charbon*, on a imaginé un moyen d'y remédier, ou plutôt de les prevenir ; car il eſt impoſſible autrement, c'eſt de *laver le bled* que l'on veut ſemer dans une forte leſſive de cendres, mêlée d'un peu de chaux ; mais on ne garantit pas le ſuccès de cette précaution ; on eſt fondé à mettre en uſage, pour laver le bled dans les mêmes vues, une forte ſaumure de ſel marin. On a allégué, en faveur de ce moyen, les expériences de M. Tillet faites à Trianon par ordre du Roi. La *bonne culture des terres*, & la précaution de *changer de femence* & de choifir fur-tout celle qui vient des terres fortes, doivent être mifes au nombre des plus puiffans préfervatifs de ces maladies.

CHAPITRE IV.

De l'influence des altérations de l'at-mofphere fur l'économie végétale.

Pluies.

148. » Les pluies fréquentes, & le Ciel » prefque toujours couvert, dit le Pere » *Cotte*, ralentiffent la circulation de la » féve, & rendent l'année tardive «. Il eft aifé de penfer que cela doit arriver, fur-tout dans les Pays-Bas, où la confti-tution du fol, & celle de la température, font humides ; mais ces défauts qui fe-roient préjudiciables dans tout autre cli-mat, font puiffamment corrigés dans ce-lui-ci, par l'uniformité du fol qui permet la libre circulation de l'air ; par cette cir-culation, les plantes fe trouvent aux Pays-

Bas dans la température qui eſt la plus favorable à leur accroiſſement & à la richeſſe des moiſſons, ſavoir, celle où il regne le plus d'humidité, & où les vents emportent le plus promptement les vapeurs. Il faut cependant mettre au nombre des maladies des bleds qui y ſont l'effet des pluies, ce qu'on appelle *bled noir*, *bled broué*, *bled chamois*; le bled eſt taché de noir, & plus maigre qu'à l'ordinaire; on attribue cet accident à la précaution mal entendue des Laboureurs, d'attendre, pour préparer les terres aux ſemailles, qu'il ait tombé une certaine quantité d'eau, & de labourer immédiatement après; on prétend qu'on prévient l'inconvénient du bled noir en laiſſant paſſer vingt-quatre heures après les pluies ſans labourer pour les ſemailles.

149. Les grands vents qui renverſent les moiſſons & briſent ou plient la paille, ſont un des grands fléaux des moiſſons des Pays-Bas. La féve étant arrêtée à l'endroit de la courbure de la tige, ne paſſe plus à l'épi; le grain ne reçoit plus de nouriture, il ne ſe remplit point de

Vents.

farine ; il reste *retrait*. Cet inconvénient diminue beaucoup la récolte dans quelques cantons particuliers qui ne font point à l'abri des vents impétueux. Il faut surtout exclure d'entre les vents bienfaifans pour les végétaux, ces vents brûlans du Midi qui fuccédent quelquefois tout à coup aux brouillards dans les mois de Mai & Juin, & font *rouiller* les bleds. M. Toaldo attribue cet événement à une fermentation : on affure que telle fut la caufe de la famine qu'il y eût en Lombardie en 1735, au rapport de MURATORI. Les vents des Pays-Bas font rarement de cette efpece fâcheufe.

Moyens d'y obvier. 150. On ne pourroit que trouver abfurde les propofitions que l'on pourroit faire d'obvier aux fuites fâcheufes de l'influence des vents fur les Campagnes ; on en garantit un arbre, un jardin, une piece de terre détachée, mais tout le fol d'un pays, cela eft impoffible ; une muraille telle que la fameufe barriere dont les Chinois fe munirent, lorfqu'ils voulurent affermir leur domination & fe garantir des incurfions des Tartares, feroit encore infuffifante.

151. Tout le monde a appris, des expériences de M. PRIESTLEY, que l'air chargé de vapeurs exhalées des substances en putréfaction, qui est si pernicieux pour les animaux, est l'ambient le plus favorable aux végétaux ; cependant les bleds font susceptibles des suites fâcheuses de certaines propriétés de l'air provenues des altérations de cet élément, par le moyen d'un mêlange en quelque façon miasmatique.

152. On distingue parmi les maladies contagieuses des bleds le *charbon.* M. Toaldo hésite entre les opinions connues touchant les caufes de cette maladie. Ce qui est de fait, c'est que l'air chargé de la poudre du bled charbonné la communique d'un champ à un autre, d'année en année. Les moissons de plusieurs Provinces d'Italie font très-fujetes à cette maladie ; quelques contrées feulement des Pays-Bas en font quelquefois endommagées.

153. On peut prévenir cette maladie, par le moyen que M. Duhamel a indiqué par les expériences qu'il a faites pour s'affurer de sa propriété contagieufe. Cet habile Obfervateur en a infecté les produc-

tions de quelques morceaux de terre pour y avoir femé parmi le grain de la poudre de bled charbonné, ou de la veffe de loup. Il s'enfuit de cette expérience qu'on garantira les bleds de la contagion du charbon, par le foin qu'il eft aifé de prendre, de dépouiller les bleds que l'on deftine pour les femailles, des grains charbonnés, & d'arracher les épis qui en feroient attaqués auffi-tôt qu'on les auroit reconnus. Il y a lieu de croire que les fels des cendres, dont on faupoudre les terres dans plufieurs cantons des Pays-Bas pour leur donner l'engrais, ont la vertu de s'oppofer à la contagion du bled charbonné.

Matiere électrique.

154. De ce que j'ai dit en peu de mots (*Conf.* 108.) que l'atmofphere contient plus de matiere électrique aux Pays-Bas, que dans les climats où la température eft plus feche, il s'enfuit que la végétation doit y être plus floriffante, comme elle l'eft effectivement. Ce feroit ici le lieu de m'étendre fur les nouvelles découvertes de MM. BERTHOLON & MOURQUES (*journaux de phyfique*), touchant la foudre qui s'éleve de la terre, par lefquelles je dé-

montrerois l'abondance du fluide électrique dans l'intérieur du fol des Pays-Bas; mais il fuffit à mon fujet d'obferver que les temps inégaux, orageux, où la matiere électrique circule en plus grande abondance des entrailles de la terre dans l'atmofphere, & *viciſſim*, que ces temps, dis-je, font auſſi ceux où la végétation eſt la plus vigoureufe; on en conclura de fource que les Pays-Bas font un de ceux où la matiere électrique favorife le plus la végétation.

155. On remarque cependant dans les Pays-Bas, à la vérité moins que dans d'autres Pays, vraifemblablement parce que l'humidité tient ordinairement le fluide électrique en une plus exacte diſſolution, quelques fuites fâcheufes du paſſage rapide d'une quantité amoncelée de matiere électrique. C'eſt ce qu'on exprime quand on dit: *les bleds ont reçu un coup d'éclair*, quelques-uns ont confondu cette maladie avec la *coulure*.

156. En général, les productions de la terre retirent le même avantage des vapeurs tranfpirées de cette planete que de

la préfence des miafmes (*Conf. 151.*) par la vertu de ces fucs exhalés, la terre communique encore aux tiges des plantes élevées au-deffus d'elle, une partie des fubftances nutritives qu'elle fait en même-temps paffer dans leurs racines ou leurs bulbes. C'eft fur-tout lorfque la chaleur & la féchereffe, étant trop vives, ne manqueroient pas de détruire les fibres des végétaux délicats, que les bleds profitent du bienfait de la tranfpiration de la terre : tel eft l'effet falutaire de la rofée, qui eft l'humeur de la tranfpiration de la terre précipitée après fa diffolution dans l'air ; mais la rofée elle-même, comme je l'ai dit, eft préjudiciable, fi elle eft furprife fur les plantes par le Soleil ou la gelée. (*Conf. 145.*)

157. Les vapeurs de la tranfpiration de la terre font nuifibles à la végétation en plufieurs endroits où le fol abonde en fubftances métalliques ; mais les moiffons des Pays-Bas ne paroiffent pas expofées à ce fléau ; les mines de charbon qui font les feules mines des Pays-Bas connues, n'exhalent rien de pernicieux pour les plantes,

& elles font encore couvertes de beaucoup de terre très-fertile. Il eſt douteux qu'on ait été fondé à attribuer aucun inconvénient relatif à la fanté des bleds, à l'influence des parties falines qui s'élevent de la mer, dont l'influence doit être très-fenfible aux Pays-Bas qui font entourés de l'Océan dans la plus grande partie de leur circonférence ; & je penfe qu'on s'eſt fauffement autorifé pour cela de l'obfervation que ces fubftances enlevent par leur propriété corrofive les couleurs des foies ; car les rayons du Soleil détruifent également les couleurs ; l'impreſſion du feu eſt fuivie de même effet ; & cependant l'influence du Soleil & celle du feu empêchent évidemment l'action des fels répandus dans l'atmofphere, puifqu'elles en enlevent l'humidité qui eſt la feule propriété de l'air par laquelle les fels peuvent y être en diffolution. Au reſte, fi l'atmofphere des Pays-Bas eſt compofée d'une affez grande quantité de particules falines, pour qu'elles aient quelqu'influence fur les plantes, il y a plutôt lieu de croire qu'elles font favorables à leurs tiges, comme le fel contenu dans les cendres, & l'alkali contenu dans le fumier qu'on employe pour engrais, font favorables à leurs racines.

Article détaché touchant l'ergot.

158. Vingt années d'expériences ont appris à l'Auteur des *Observations critiques sur l'examen de la rouille*, que dans les années humides & pluvieufes, il y a beaucoup d'*ergot*; qu'il y en a très-peu dans les années froides & feches; mais que dans ces années-là même, il s'en trouve toujours fur les feigles des dernieres femences : qu'il y a très-peu d'ergot dans les terres femées avant le 15 de Septembre; qu'il y en a davantage dans les terres femées depuis cette époque jufqu'au premier d'Octobre, & plus encore fur tout ce qui eft femé dans le cours de ce mois; enfin, que dans les années précoces, ou fimplement d'une température ordinaire, les feigles font exempts d'ergot, ou que le peu qui s'y rencontre, fe trouve toujours fur des tales tardives du Printemps. Cet Auteur a pouffé plus loin fes expériences. Il a femé du feigle à différentes profondeurs, depuis un pouce jufqu'à neuf; le
feigle

feigle femé jufqu'à trois pouces de pro-
fondeur , leve beaucoup mieux , plus
promptement , rend davantage , & n'é-
prouve prefque point d'ergot. Plus on le
feme bas, à 4, 5, 6 pouces de profon-
deur, plus il leve tard , moins il rend, &
plus il eſt ergoté.

159. Il y a peu d'ergot dans les Pays-
Bas , où les Laboureurs ont affez coutu- *Moyens d'y obvier.*
me de fuivre les préceptes fuivans du
même Auteur : » femer de bonne heure ,
» pas au-delà de trois pouces de profon-
» deur ; c'eſt en affurant la récolte & épar-
» gnant des femences , avancer fa moif-
» fon, fe fauver prefque toujours des ac-
» cidens de la rouille & de l'ergot : d'ail-
» leurs plutôt on moiffonne, plutôt on fe
» fauve des accidens de la grêle. Dans
» nos Provinces du Nord, on doit com-
» mencer à femer les terres à feigles des
» expofitions les plus froides, dès le 15
» Août, & celles des expofitions les plus
» chaudes, vers le 15 de Septembre ; à
» mefure que l'on tire vers le Midi, &
» que les expofitions font plus ou moins
» chaudes, on doit fe rapprocher ou s'é-
» carter de ces époques. «

Q